内科医・ユーチューバー
ドクターハッシー
橋本 将吉

すい臓整えれば血糖値は下がる！

医者が教えない
日本人に
糖尿病が多い
本当のワケ

主婦と生活社

はじめに

この本をお手に取ってくださり、心の底からありがとうございます！

恐らく読者の皆様は、普段から健康について意識が高い方なのではないかと思います。大変素敵なことです。ありがとうございます！

さて、現在糖尿病の患者さんの数は増え続けておりまして、2035年には5億人に達する可能性が指摘されています。実際、健康診断で医師から血糖値やHbA1c（ヘモグロビンエーワンシー）の高値を指摘され、糖尿病について気になっている方も多いと思います。最近では、低糖質ダイエットや血糖コントロールなどの言葉も流行し、幅広い年代の方が糖尿病について興味を持っているのではないでしょうか。

私は内科医として、血糖値が少しだけ高めの方から高値の方、糖尿病予備軍と診断された方、糖尿病の診断を受けている方といった、多くの患者さんを治療してきました。栄養指導や運動を含む生活指導、糖尿病治療薬を使う薬物療法を行うなかで、患

者さんからいただく言葉は、

「あれはダメ、これもダメ……。実際に何を食べればいいんだろう？」

「食べることが好きだったのに、食べるのが怖くなってしまいました」

「制限ばかりで、人生の楽しみがなくなってしまいました」

と言った悲しい声ばかり。


そこで本書では、私が診察室で伝授してきたことだけではなく、診察室の中だけでは伝えきれない血糖コントロールの技術を、誰にでもわかりやすく、今日から生活に取り入れられる形でまとめました。一度読んで、「ためになった！」と満足して本棚に並べるのではなく、不安や疑問を感じた時に、いつでも開いて解決していただけるような「人生の伴走者」を目指して執筆しました。

自己紹介が遅れました。私、内科医の橋本将吉（はしもとまさよし）と申します。とある内科クリニックの院長をしておりまして、専門といたしましては「内科（総合診療）」と「医学教育」になります。内科についてはご存知の方も多いかもしれませんが、「頭が痛い」「お腹が痛い」といった症状や内臓系の病気を治療する診療科でございます。大人から高齢者まで、幅広い世代の患者さんを診察、診断、治療し、医学的なアドバイスや説明を行います。必要がある場合には、症状緩和や病気の治療のために薬も処方します。

もう一方の「医学教育」については、あまりご存知ない方も多いと思います。一般的には医師を含めた医療従事者をどう育てるか突き詰めていく学問と言われています。多くの場合、大学病院での研究や学会での発表が主なのですが、私の場合は少し異なりまして、「医学生道場」という医学教育を行う塾を運営しております。指導する講師は現役の医師のみで、生徒は現役の医学生だけです。昔の寺子屋のように、医学生が医師講師と共に、将来の患者さんの治療のために医学の習得に励んでいます。

最近では、世紀の大発明であるインターネットを活用して「ドクターハッシー（内科医 橋本将吉）」というニックネームで、ユーチューブなどの動画配信サイトでも、健康や医学に関する情報を幅広く発信しています。動画の中には当然、本書のテーマである糖尿病についての話も含まれます。視聴者の方からいただいた質問やリクエストも、本書の執筆に活用しております。

視聴者の方の中には、「自身や家族のために医学の知識をさらに身に付けたい」と言うすばらしい考えをお持ちの方が大勢いらっしゃいます。その方達と共に、毎週金曜日の夜に日本全国津々浦々のすばらしい医師の協力を得て、最新の医学知識を学ぶ「ヘルスケアアカデミー」というアカデミーの運営もしております。２０２３年10月時点で８５０名を超えるアカデミー生達と共に、日々学びを深めています。

さて、話し始めると誰かが止めるまで10時間でも20時間でも話し続けてしまう癖がありますので、挨拶はこの辺りで終えたいと思いますが、本書を通じて届けたい思いについて、最後にお話しさせてください。

健康診断の血糖値で引っかかってしまった方、医師から糖尿病予備軍、もしくは糖尿病だと言われている方。どうか決して、怯えたり、投げやりになったりしないでください。僕はいつも「知識は武器である！」と伝えています。人間はよくわからないものに恐怖を抱いたり、把握できないものに対して投げやりになったりします。確かに、健康で幸せな人生を送るためには、少なからず危機感を持つことも必要です。ですが、「よくわからないから恐い、どうでもいい」ではなく、正しい知識を持って、正しく恐れることが非常に重要です。

そして、皆様に心からのお願いです。最高の人生を楽しんでください！　時にはストレスもありますけれど、食べることも、運動することも、友達や家族と話すことも、正しい知識を武器に、全力で楽しむ人生を送ってください。本書を通じて、糖尿病に関する正しい理解を深め、健康で幸せな人生を送るために役立てていただければと心より願っております。

第1章では、糖尿病を理解するために必要な医学の知識を解説いたします。第2章では、糖尿病についての正しい知識をお伝えします。第3章では、糖尿病が引き起こす病気について解説しています。そして第4章では、本書の目玉でもある、薬を使わずに血糖値をコントロールする技術を詳しく解説いたしました。最後に第5章では、薬を使う糖尿病治療について解説いたしました。興味のある部分から読み進めていただいてもいいですし、初めから読んでいただいても結構です。

一般的に、病気や症状について解説する健康書籍はどうしても難しくなりがちで、耳が痛いことも多く書いてあり、読みながらつらく悲しい気持ちになりやすいものが多いように感じます。そこで本書は「読んだら元気に明るくなれるような、そんな本にしたい！」と思い、元気いっぱいで執筆いたしました。読み終えたあとに「そうか、知識は大事だな、なんか元気になれたぞ。楽しく生きるぜ！」と感じていただけたら、とても嬉しく思います。

本書を手にお取りいただいた方も、手にお取りいただいていない方も、誰もが笑顔で幸せな人生になるよう願いを込めて。

内科医　橋本将吉（ハシモトマサヨシ／ドクターハッシー）

第1章　糖尿病を理解するために必要な医学の知識

第2章 テレビでは語られない糖尿病の正しい知識

第3章 糖尿病は身体からの警告である

第4章 糖尿病を制すには、すい臓を整えて、血糖コントロールの技術を身につけよ！

薬を使わない糖尿病の治し方まとめ

第5章 薬を使う必要がある糖尿病治療 薬ですい臓をサポートせよ！

デザイン：北路社
イラスト：うつみちはる
校　正：鷗来堂
編　集：鶴町かおり

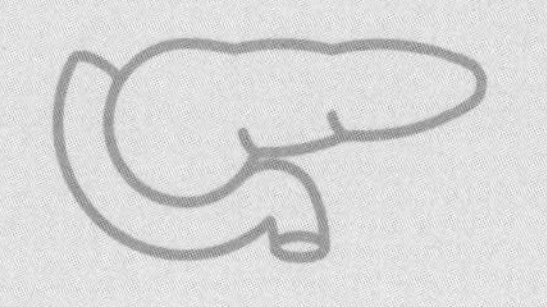

第1章

糖尿病を理解するために必要な医学の知識

第１章を読み進めると、医学のおもしろさや人間の身体の複雑さを感じ取っていただけるのでは？　小さな生き物である「細胞」たちは、どのように生きているのでしょうか。

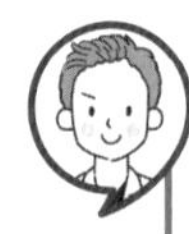

人間の正体は細胞の塊である

まず第1章では、糖尿病を理解するために必要な医学の知識を解説して参ります。最初は**「人間は細胞の塊である」**ということについてです。

皆さんは「細胞」と言う言葉を聞いたことはございますか？

「小学校や中学校の頃に理科でやったな〜」なんていう方も多いのではないでしょうか。実際私も、医学部に入るまで生物をほとんど勉強していなかったので、医学部に入ってから「え、細胞？やばい、もうわからない。早くも大学生活終わったかも」なんて思ったりしました。

実際、細胞という代物は勉強をすればするほど奥が深く、医学部では「細胞生物学」や「細胞生理学」という、ひたすら細胞について学ぶ学問があるほどです（教科書も

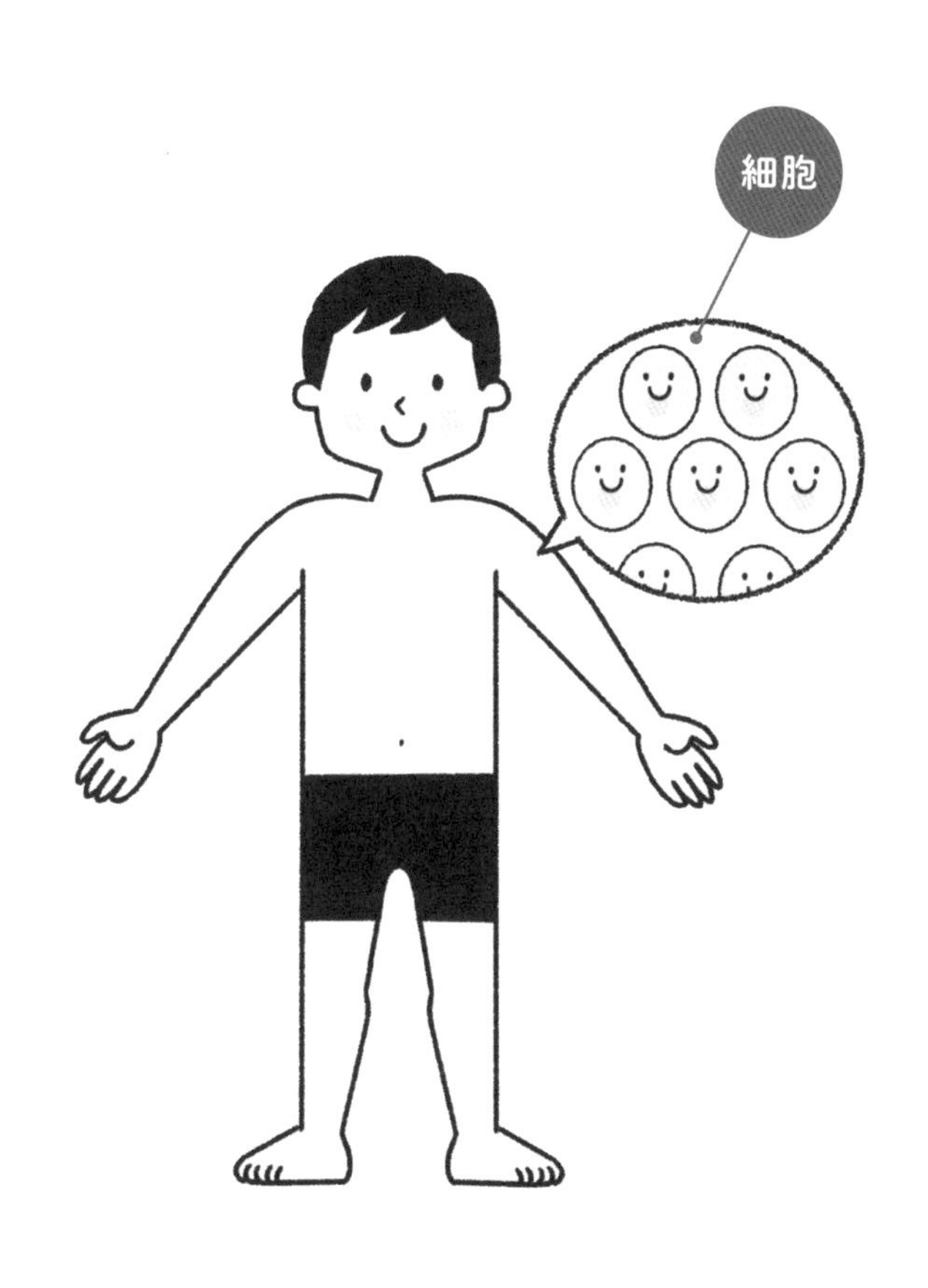

人間の体は37兆個の細胞が
集まってできている！

とにかく分厚い！）。

ということで、ひとまず細胞とは何か、ざっくりとしたイメージを持っていただきたいので、ひと言で表現して参りましょう。

細胞とはズバリ「小さな生き物」です！

なんてシンプルな！　そこら辺にいるちっこい虫より、はるかにちっこい虫を想像していただければと思います（顕微鏡でないと見えない！）。そして人間は、この小さな生き物が集まってできた塊なのです。

突然ですが、医学の中には「組織学」という学問があります。組織学は別名「顕微解剖学」と呼ばれ、身体中の細胞を顕微鏡で細かく覗いてみるという面白い学問です。口の中の粘膜をぬぐい取って顕微鏡で覗いてみたり、手の皮をちょいと拝借して顕微鏡で覗いてみたり、仲間といろんな組織を採取し合って顕微鏡で覗いてみたりしました。そんなことばかりしていると、「やはり人間は細胞の塊なんだな～」と感慨深くなっ

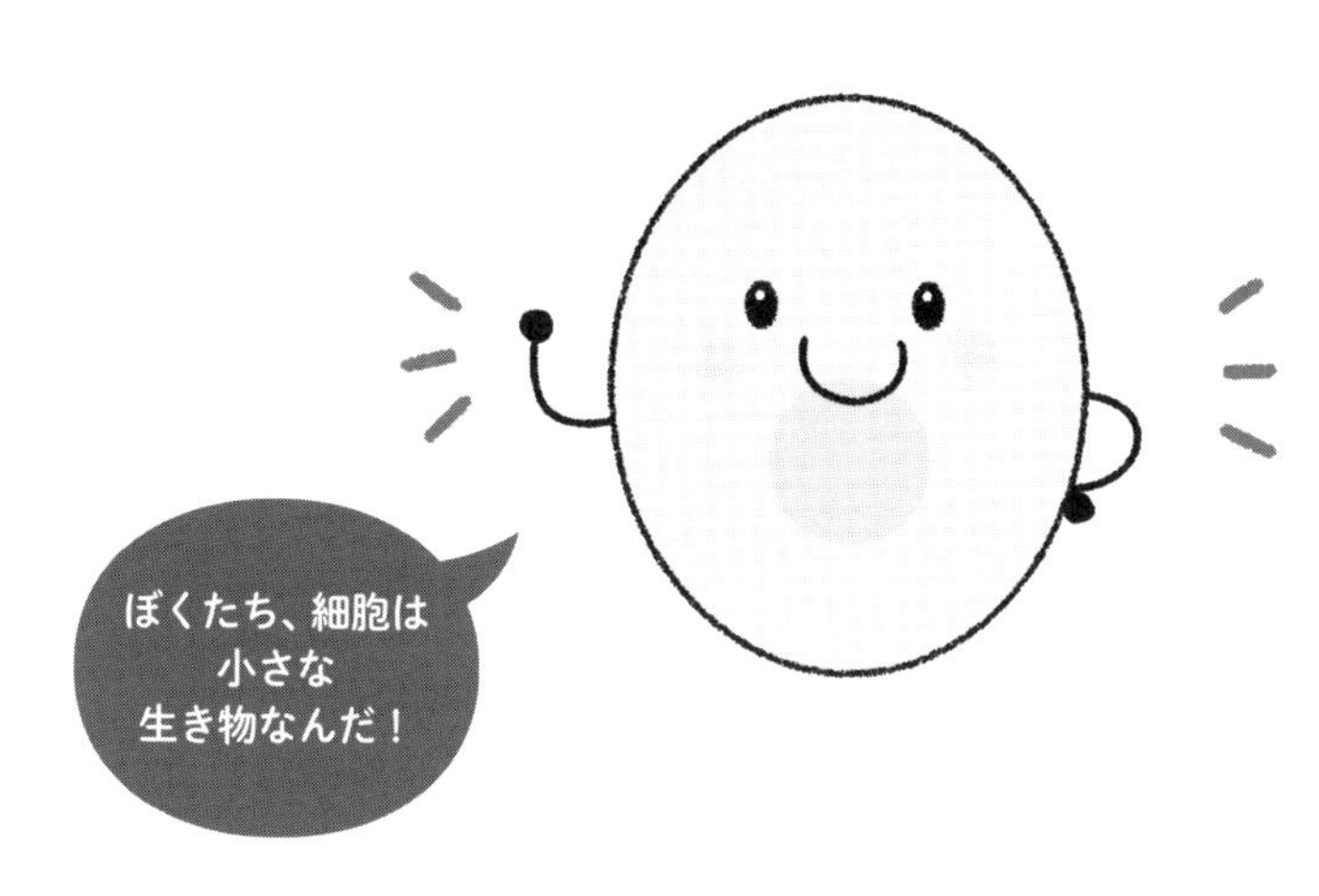

たものです。

実際、**人間は37兆個もの細胞からできている**とされ、その細胞たちが協力し合って、我々が生活できているというわけなんです。

具体的なイメージとしては、心臓の細胞が動いてくれることによって、血液の中を流れる細胞「白血球」が、侵入してきた細菌に立ち向かっていき、バクバクと食べてくれる。これが免疫の仕組みです。

他にも、脳の細胞がビリビリっと興奮して、脊髄を通って、手足の筋肉の細胞に電気が伝わって、手足が動く。これは運動の仕組みですね。

では、その小さな生き物である細胞たちは、どのように生きているのでしょうか。
どんどんワクワクして、どんどん読み進めて、どんどん医学を楽しんでいきましょう！

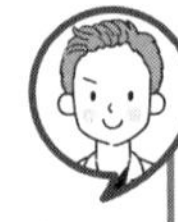

細胞が生きていくためには栄養が必要

さて、細胞が小さな生き物だということは、栄養が必要であるということになります。ここで出てくるのが**「三大栄養素」**です。

三大栄養素はその名の通り三種類あります。

- **糖質**
- **脂質**
- **たんぱく質**

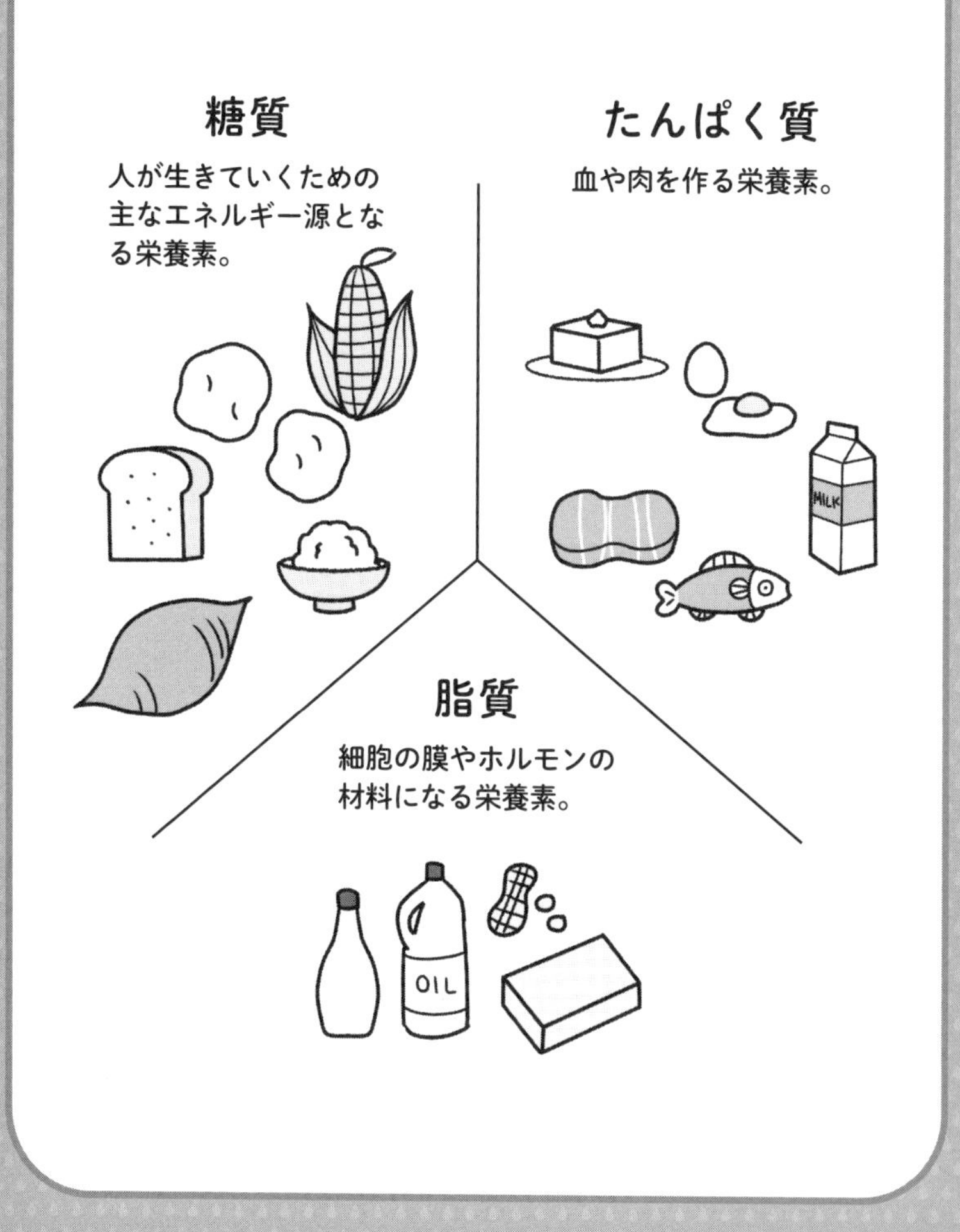
三大栄養素
糖質
人が生きていくための主なエネルギー源となる栄養素。
たんぱく質
血や肉を作る栄養素。
MILK
脂質
細胞の膜やホルモンの材料になる栄養素。
OIL

本書のテーマは糖尿病なので、皆様のご興味は糖質にあるかと思うのですが、実は他の栄養素も血糖値や糖尿病と深い関係があるので、それぞれ簡単に説明させていただければと思います。

○糖質

糖質は「グルコース」と呼ばれ、それぞれの細胞の中に入って、エネルギーを作り出すための栄養として使われます。日本では、ぶどうから発見されたため、「ブドウ糖」と呼ばれています。

ちなみに炭水化物との違いについて、よくご質問いただきますが、炭水化物は糖質と食物繊維が合わさっている物を指します。食物繊維は野菜や果物に多く含まれている成分で、身体には吸収されませんが、便を作るための成分となり、腸内環境の改善にもつながるため、ビタミンやミネラルと合わせて「六大栄養素」と呼ばれることもあります。

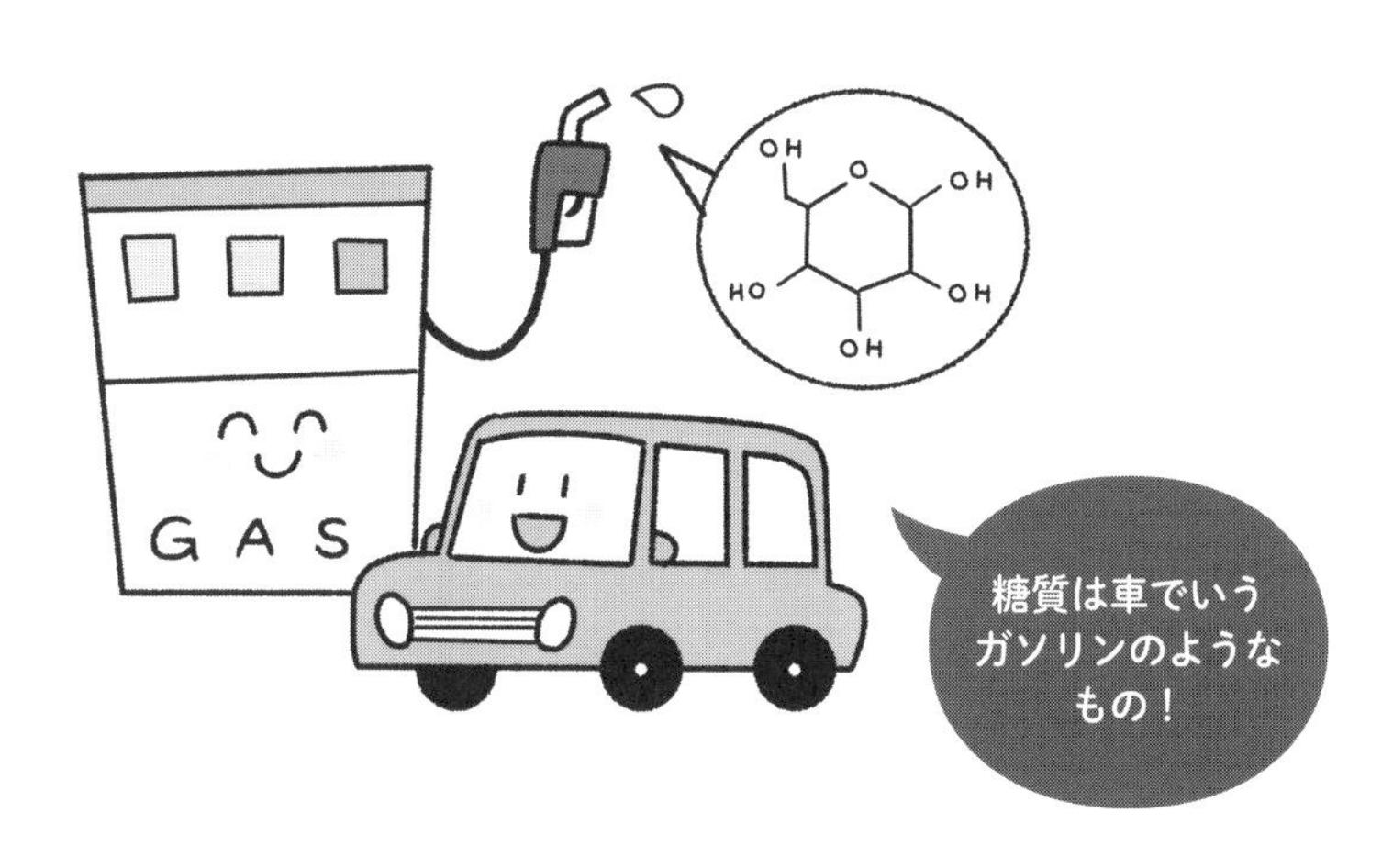

　さて、話を戻します。栄養の話をする時には、理解が不可欠なエネルギーについても学びを深めましょう。エネルギーというのは、その名の通り「物体を動かす力」のこと。たとえば、大きな石を動かすためには大きなエネルギーが必要ですし、エレベーターを動かすためにも重力に逆らえるくらい大きなエネルギーが必要です。

　好きな異性を口説くときにも、大きな大きなエネルギーが必要ですよね。つまり、人は何をするにもエネルギーが必要なわけです。

　一般的な大人の女性が、1日生きていくためには2000キロカロリーのエネルギーが必要で、男性では２５００キロカロリーが必要とされています。男性のほうが筋肉量が多かったりするので、必要なエネルギー量が異なるんですね。

糖質を摂取すると、人間の身体の中では１グラムあたり４キロカロリーのエネルギーを作り出すことができます。人間にとって、糖質はエネルギーを生み出すためにとても必要な栄養素というわけですね。車にとってのガソリンをイメージしていただければと思います。

まとめ

人は「糖質」を摂取して、それを「栄養」として、身体の中で「エネルギー」を作り出し、その力で身体を動かしている、ということ。つまり、糖質はエネルギーを作るための「栄養素」というわけですね。少し上級者向けに補足すると、三大栄養素といえば「糖質」「脂質」「たんぱく質」、五大栄養素といえば「ビタミン」「ミネラル」が加わり、六大栄養素といえば「食物繊維」が加わるというような認識です。

○脂質

誰もが脂質について、あまり良いイメージを持っていないと思います。それは恐らく見た目が気になったり、メタボリックシンドロームや動脈硬化などの原因につながったりするというイメージが強いからではないでしょうか。

実際に脂質の摂り過ぎは、それらを含む様々な疾患につながりやすいことも明らかになっていますが、前提として脂質はとても重要な役割を持っています。

まず、人間が活動するために重要な**「体温維持」**の役割があります。料理をする方にとっては、油を多く使った料理は冷めにくく、熱をため込みやすいことはイメージしやすいのではないでしょうか。人間であっても、お腹の周りに脂肪を付けることで、内臓を冷やさないようにしたり、妊婦さんの場合にはお腹の中の赤ちゃんを温めたりする効果があります。

私の祖父は、妊婦さんではないのに異常に脂肪をため込んでいたので、子供の頃はとても不思議に思っていました……。

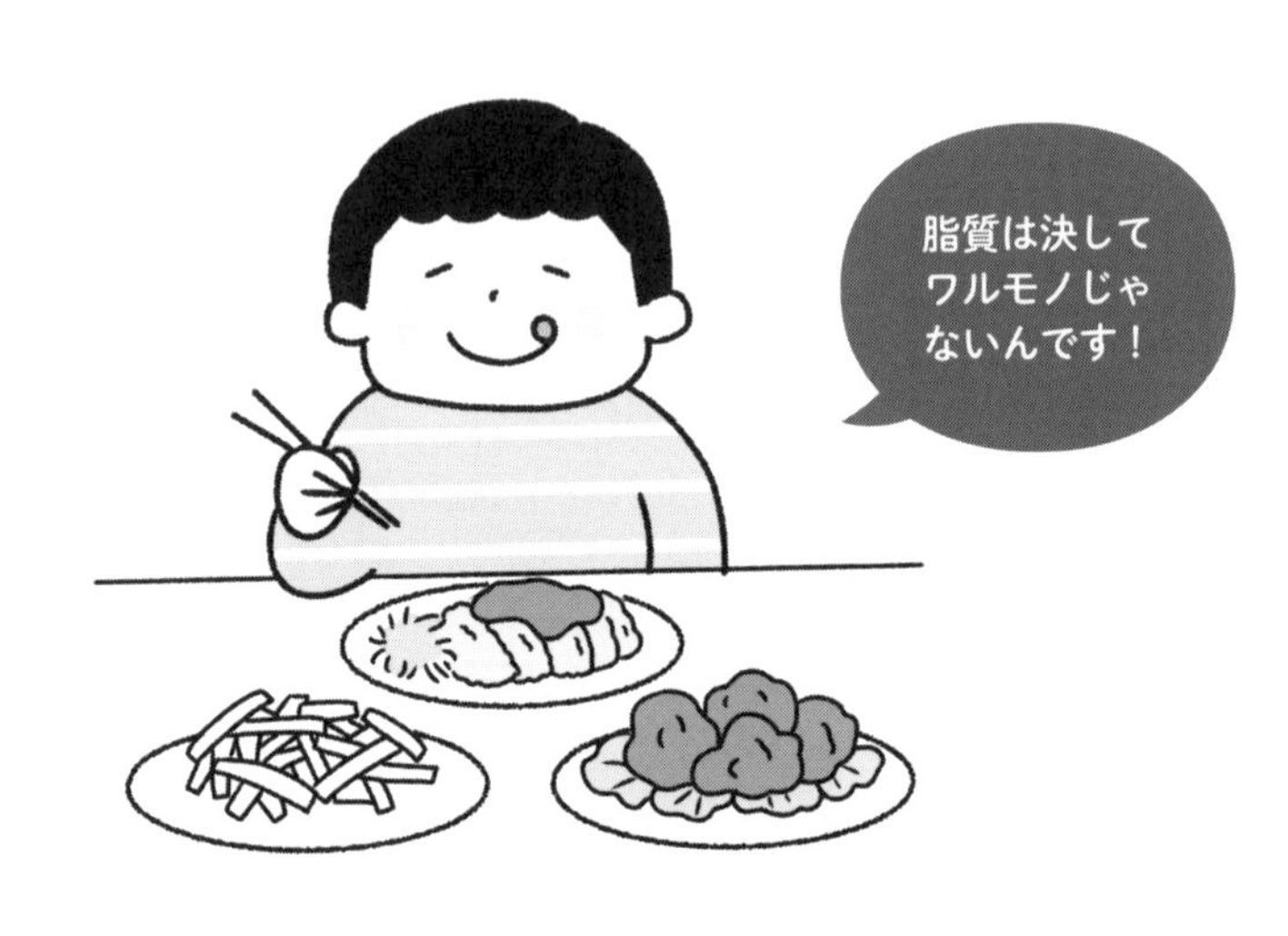

ちなみにヒグマやアザラシも、寒冷地域に生息しているため、体温維持のために皮下脂肪が多くなるよう進化したといわれています。筋肉を使って身体を動かしたり、食事を身体の中で分解したりして、熱を発生させ、その熱が逃げないように皮下脂肪で身体を覆ってあげるというすばらしい仕組みなんです。

こういう医学の視点を身に付けると、動物園に行くのが楽しみになりませんか？

話を戻します。脂質のもう1つの重要な役割は、**「細胞がエネルギーを作り出すために必要な栄養素の1つである」**ということ。糖質もそうであったように、脂質も摂取すれば細胞の中でエネルギーを作り出します。そのエネルギーを使って細胞は活動することができます。

ただし、糖質とは少し違う点があります。それは糖質が1グラムあたり4キロカロリーであったのに比べ、脂質は1グラムあたり9キロカロリーと2倍以上のエネルギーを作り出すことができる点です。この事実はとても重要です。

もし食糧不足で飢餓状態の時には、脂質を摂取できることは生存に有利になりますし、普段からより多く摂取しておいて、皮下脂肪や内臓脂肪として身体に蓄えておければ、それもまた生存に有利になります。実際、我々は脂質をとても美味しく感じます。時には喉から手が出るほど欲してしまいます。それは、人間が進化の過程で、脂質を積極的に摂取するよう、遺伝子に組み込まれている証拠。もっと簡単にいうと、焼肉はとても美味しいですし、焼肉を美味しそうに食べる女性はとても可愛いです。

しかし一方で、世の中に美味しい食料があふれる飽食時代には、脂質は人間にとって栄養過多につながりやすい栄養素となってしまいます。食べれば食べるほど皮下脂肪や内臓脂肪へ変わり、肥満、メタボリックシンドローム、脂質異常症、高血圧、糖尿病、動脈硬化、心筋梗塞、脳卒中など、様々なリスクにつながってしまいます。エネルギーをたくさん作り出せることは、時代によってメリットにもデメリットにもなってしまうんです。

微生物や昆虫は、短期間に何度もたくさんの子供を生み、進化の速度がとても早い生物ですが、人間はそうではありません。時代の流れはとても早いのですが、人間の進化はそこまで早くないんです。ですので、時代を見極めながら生活することが、我々の健康にとって大切なんですね。

まとめ

糖質も脂質も、人間にとって重要な栄養素であり、摂取することによって、身体の中でエネルギーを作り出し、身体を動かす原動力にすることができます。ただし飽食時代には、摂取のし過ぎはマイナスに働き、様々な病気の原因になってしまうため注

意が必要です。

○たんぱく質

たんぱく質も人間にとって2つの重要な役割があります。

1つは**「身体を構成する成分」**としての役割。筋肉、臓器、血液、皮膚、髪の毛にいたるまで、身体のあらゆる部分の材料になっているのが、たんぱく質です。それ以上でもそれ以下でもありません。説明も淡白です。

もう1つが、**「エネルギーを作り出す栄養素」**としての役割です。たんぱく質も糖質と同じ、1グラムあたり4キロカロリーのエネルギーを作り出すことができます。人間は、糖質と脂質とたんぱく質によってエネルギーを作り出すことができるので、この3つをまとめて「三大栄養素」と表現するのでした。

もし糖質の摂取量が少なかったり、身体の中で糖質を使ってエネルギーを作り出せ

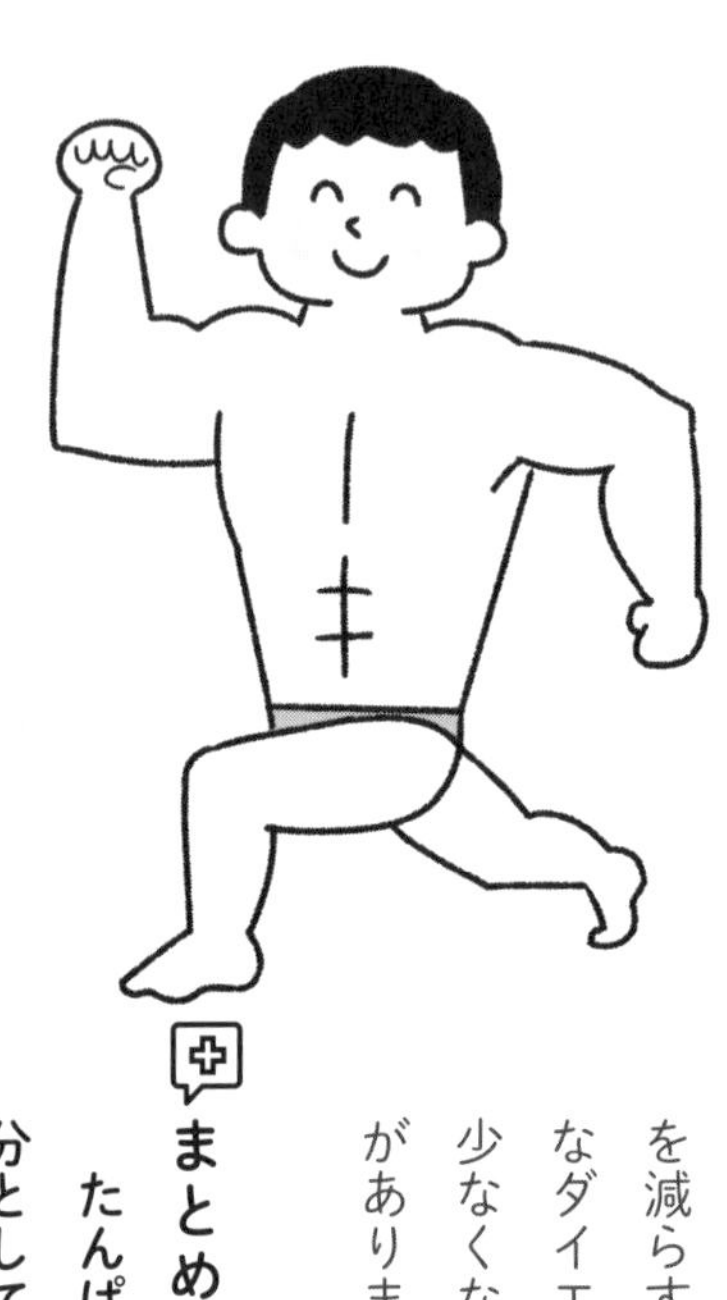

ない場合には、身体の中のたんぱく質を使ってエネルギーを生み出すことになります。これはつまり、たんぱく質の代表である筋肉を分解してエネルギーを作り出すことを意味します。「筋肉を分解するので、筋肉を維持するためのエネルギーの消費量を減らす」という見方もできますね。過度なダイエットをしていると筋肉がどんどん少なくなってしまうのは、こういった理由があります。

まとめ

たんぱく質は、筋肉や内臓を構成する成分としての役割と、糖質や脂質と同様にエネルギーを作り出すための栄養素としての

役割があります。本書のテーマである血糖コントロールの技術を理解するためには、この3つの栄養素の知識はとても重要になります。

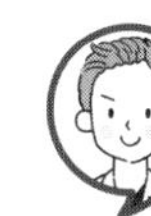

糖にも様々な種類がある

さて、3つの栄養素が理解できたところで、話を糖質に向けたいと思います。ちなみに糖質は、私たちが日常的に摂取する炭水化物のうち、(分解されない)食物繊維を除いた部分に当たります。そして、その糖質自体にもグルコース(ブドウ糖)、フルクトース(果糖)、ガラクトースなど、様々な種類があります。

まず、グルコース(ブドウ糖)は最も代表的な糖質です。おもにご飯やパンなど、私たちが主食とする食材に含まれます。これまでお話ししてきた通り、グルコースを食事から摂取すれば、血液を通じて全身の細胞に運ばれ、私たちの身体の中でエネルギーを作る栄養として使われます。

ちなみに、この血液中の糖質の量がどれくらいなのかを、血液の糖の値と書いて「血糖値」と呼びます。血糖値は血液検査で知ることができ、グルコースの量を計測しています。

次に、フルクトース（果糖）は果物や蜂蜜に含まれる、もっとも甘味が強い糖です。でんぷんなど炭水化物の食品よりも食後血糖値を上げにくい特徴があり、身体の中でグルコースとは違う形で分解されたり利用されたりします。「おぉ！ということは、糖は糖でもグルコースを摂取するより血糖値は上がりづらいのか！果物万歳！ハシモトマサヨシ大好きだ（？）」と感動されたと思うのですが、フルクトースは肝臓で代謝されて脂肪に変わるため、摂りすぎには注意が必要です。

ガラクトースは、牛乳など乳製品に含まれている糖です。よく考えれば牛乳ってちょっと甘いですよね。ガラクトースは神経細胞（脳）にとって必要不可欠で、赤ちゃんの成長に必要な糖です。きっと、世の中の赤ちゃんは、これを知ってて摂取しているのでしょう。流石だぜ、ベイビー。

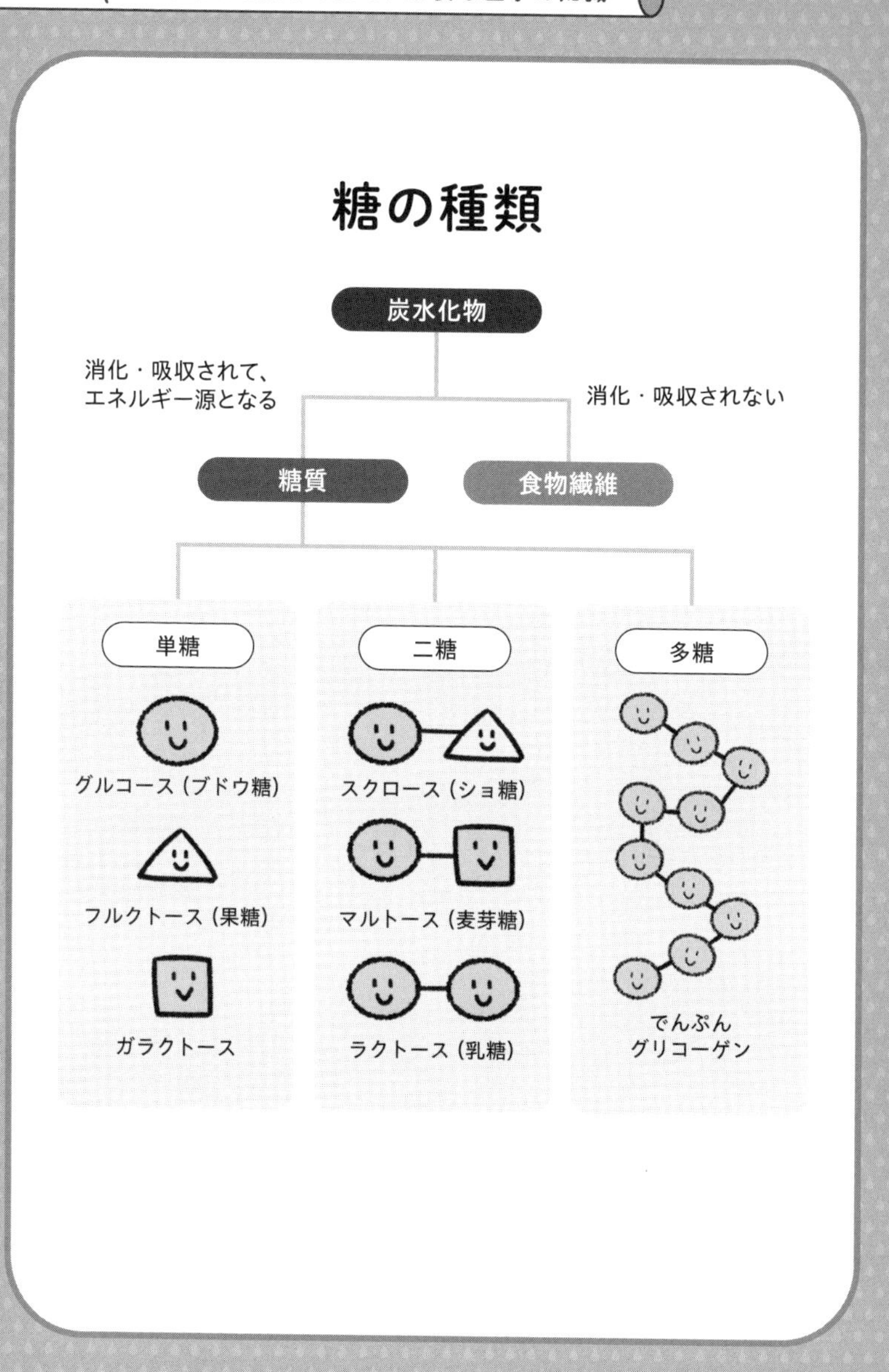
糖の種類
炭水化物
消化・吸収されて、
エネルギー源となる
消化・吸収されない
糖質
食物繊維
単糖
グルコース（ブドウ糖）
フルクトース（果糖）
ガラクトース
二糖
スクロース（ショ糖）
マルトース（麦芽糖）
ラクトース（乳糖）
多糖
でんぷん
グリコーゲン

グルコース、フルクトース、ガラクトースが一番小さな糖で「単糖」と呼びます。さらに、単糖が2つくっついた糖を「二糖」、3つ以上くっついた糖を「多糖」と呼びます。後述しますが、多糖は分解されて二糖になり、二糖は分解されて単糖になり、人間にとって小さくて吸収されやすい形になって吸収されます。

まとめ

本書のテーマである血糖コントロールについて理解するためには、血糖値は血液中のグルコースの値であり、グルコースを含めた様々な糖について知ることが重要です。知識不足であることから「えっ、血糖値に気を付けなければいけない!?」「糖尿病予備軍!?」「甘いものは一切食べちゃいけないんだ……」という風になってしまうと、人生はとてもつまらなく悲しいものになってしまいます。

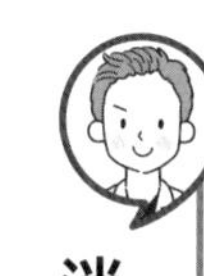

消化

消化についてはイメージしやすい人も多いと思うので、ここではあえて少しハイレベルな話をしたいと思います。消化は医学的に、**「食べ物と言う高分子のエネルギー源を、体内の細胞が利用可能な低分子に変える化学反応」**と表現されます。

説明を加えます。そもそも食べ物は、たくさんの物が集まってできています。例えば果物であれば、日光を浴びたり、栄養をたっぷり詰め込んだりしてできています。人間が食べた時には、これを身体の中で分解して、自分が吸収しやすいように作り変える必要があります。

具体的には、口の中に入れ、歯で噛み千切って物理的にバラバラにしたり、唾液や胃液と混ぜて化学的にバラバラにしたりして、吸収しやすい形にしているのです。唾液には糖質を吸収しやすくするための分解酵素「アミラーゼ」や、脂質を吸収しやすくするための分解酵素「リパーゼ」が含まれています。胃液にはそれらに加え、たんぱく質を分解しやすくする「ペプチダーゼ」が含まれます。それらが化学的に食べ物を分解してくれているわけです。

「医学の世界で、〝〇〇ーゼ〟は、だいたい分解酵素」なんて、理解していただいても大丈夫です。

このように、私たちが何も考えずに食事をしても、身体の中では様々な臓器たちが、唾液や胃液などの消化液を出して、食べ物を分解し、吸収しやすい形にしてくれています。これが消化と言う仕組みなんです。

消化と吸収のしくみ

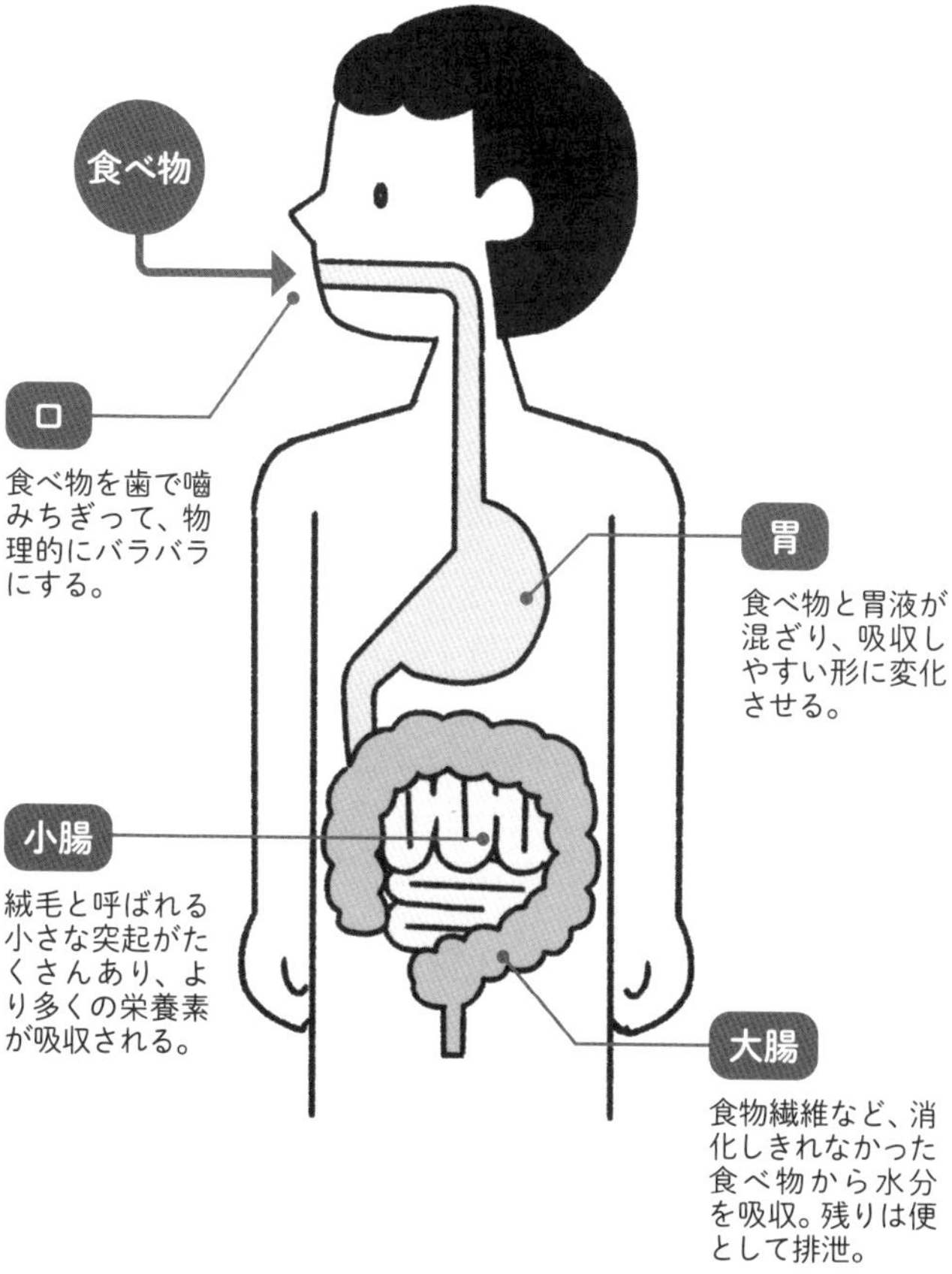

食べ物

口

食べ物を歯で噛みちぎって、物理的にバラバラにする。

胃

食べ物と胃液が混ざり、吸収しやすい形に変化させる。

小腸

絨毛と呼ばれる小さな突起がたくさんあり、より多くの栄養素が吸収される。

大腸

食物繊維など、消化しきれなかった食べ物から水分を吸収。残りは便として排泄。

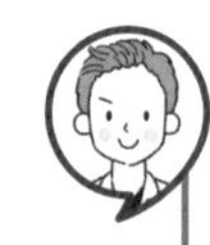

すい臓の第一の役割（消化）

イメージがわかない方も多いかもしれませんが、すい臓はお腹の真ん中の少し背中側にある臓器で、（胃に続く腸管である）小腸の部分にくっついています。すい液という消化液を作り出し、小腸にブチュッと出して、食べ物を分解してくれています。

すい液には、胃液と同じように食べ物を分解するための分解酵素がたくさん含まれています。具体的には、糖質を分解するアミラーゼ、たんぱく質を分解するペプチダーゼ、脂質を分解するリパーゼの全てが含まれていて、かなり画期的な消化液です。

また、すい臓がくっついている小腸の前の消化器官は胃です。胃の中では胃酸という強烈な酸性の液体で食べ物が消化されますが、すい臓でもすい液という強烈なアルカリ性の液体で消化されます。

すい臓の働き

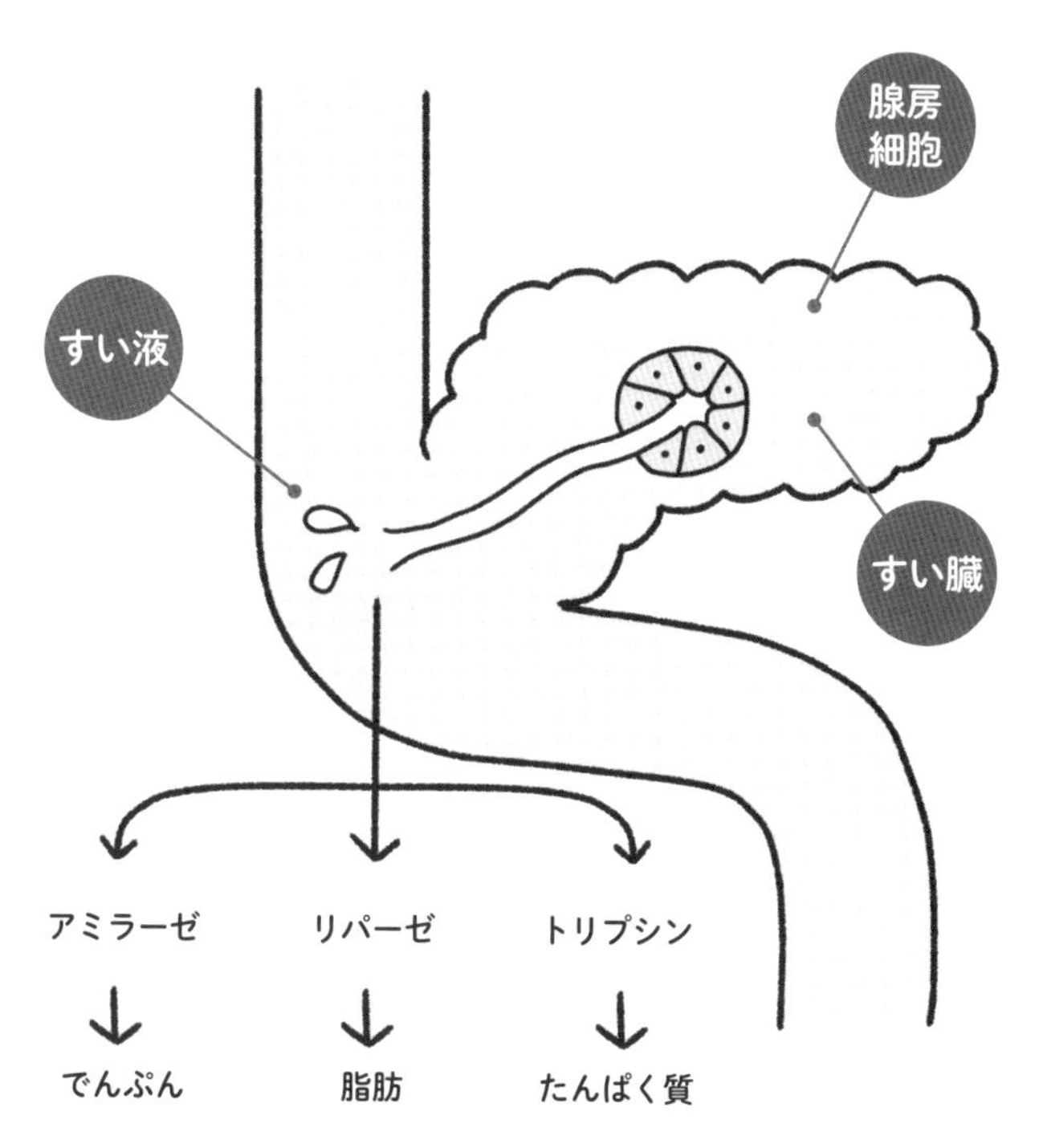

すい臓ではさまざまな分解酵素が分泌され、
栄養を取り込みやすくしている！

酸でもアルカリでも、相当なものを分解できそうなイメージがわきますでしょうか。

胃で食べ物が酸性になったあと、すい臓でアルカリ性の液体を加えて中和し、身体への負担を減らしているという見方もできますし、食べ物にくっついている悪い菌を、酸とアルカリのダブルで殺菌しているという見方もできます。人間はすごいですね！ということは、「もはや菌を栄養にしてしまっているのではないか。人間すご過ぎてキモイ！」と思った方もいるのではないでしょうか。大学時代、同級生が授業中にその事実に気づき、「キモッ！」と教室中に響き渡る声で叫んでしまったのですが、彼女も無事に医師になったわけですから、平和な世の中です。

ちなみに、アミラーゼは糖質を分解してブドウ糖に、ペプチダーゼはたんぱく質を分解してアミノ酸に、リパーゼは脂質を分解して脂肪酸とグリセロールにします。これらの用語を覚える必要はありません。食べ物はいろいろな物が集まってできていて、唾液、胃液、すい液はそれをバラバラにして、人間が吸収しやすい小さい物に分解してくれているんだな、というイメージが理解できればＯＫです。

まとめ

すい臓は、すい液を分泌し、食べ物を分解して栄養を取り込みやすい状態にしています。「すい臓ってすごいんだな〜、感謝しなきゃな〜、大切にしてあげなきゃな〜」と思っていただけたら嬉しいです。間違っても「キモイ臓器だな〜」なんて言わないでくださいね。

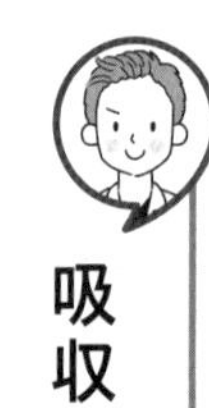

吸収

口、胃、小腸と通過してきた食べ物は、物理的にも化学的にも分解され、人の身体に取り込まれやすい形になりました。小腸の粘膜には、絨毛（じゅうもう）と呼ばれる小さな突起がたくさんあり、小腸の表面積を大きくすることで、より多くの栄養素が腸の粘膜に触れて、より多くの栄養素が吸収できるようになっています。言い方を変えると、粘膜をウネウネさせて、表面積を広げているということ。人間って本当にすごいですよね！

小腸の粘膜の真下にはたくさんの血管やリンパ管があり、吸収された栄養素はその中の血液やリンパ液に入り、全身に運ばれます。つまり、食事に糖質が多く含まれていれば糖質が血液中に多く入ることになりますし、食事に脂質が多く含まれていれば脂質がリンパ液に多く入ることになります。

血液中に含まれる糖質のことを血糖と呼び、血液中の糖質の値を血糖値と呼びますが、血液中に含まれる脂質には「中性脂肪（トリアシルグリセロール：ＴＧ）」や「総コレステロール（Ｔ－ＣＨＯＬ）」「善玉コレステロール（ＨＤＬコレステロール）」「悪玉コレステロール（ＬＤＬコレステロール）」などがあります。

では、どのようにして血液中の「血糖」を人間が使える形にするのか。それを教えてくれるのが、これから説明する「すい臓の第二の役割」です。

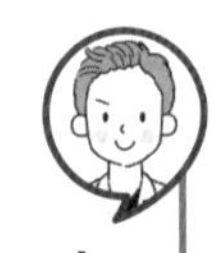

すい臓の第二の役割（血糖値の調節）

血糖は、血液にのって全身に行きわたり、身体中の細胞に取り込まれます。しかし、身体中の細胞が好き放題に血糖を使ってしまうと、脳が糖質不足になってしまうかもしれませんし、内臓に糖質が必要な時に使えないかもしれません。これは大変危険なことなので、どの細胞が血糖を取り込むべきなのか調節する必要があります。

そこで出てくるのがすい臓です。すい臓は**「インスリン」**というホルモンを分泌することによって、どこが血糖を利用するべきなのか、身体中の細胞に指令を出します。

具体的に説明します。インスリンはホルモンなので、すい臓で作られて分泌されたあと、血液にのって全身の細胞に行きわたります。そして、「レセプター（インスリン受容体）」という部分にくっついて、細胞の表面に糖を取り込ませる門である「G

すい臓の第二の働き「血糖値の調節」

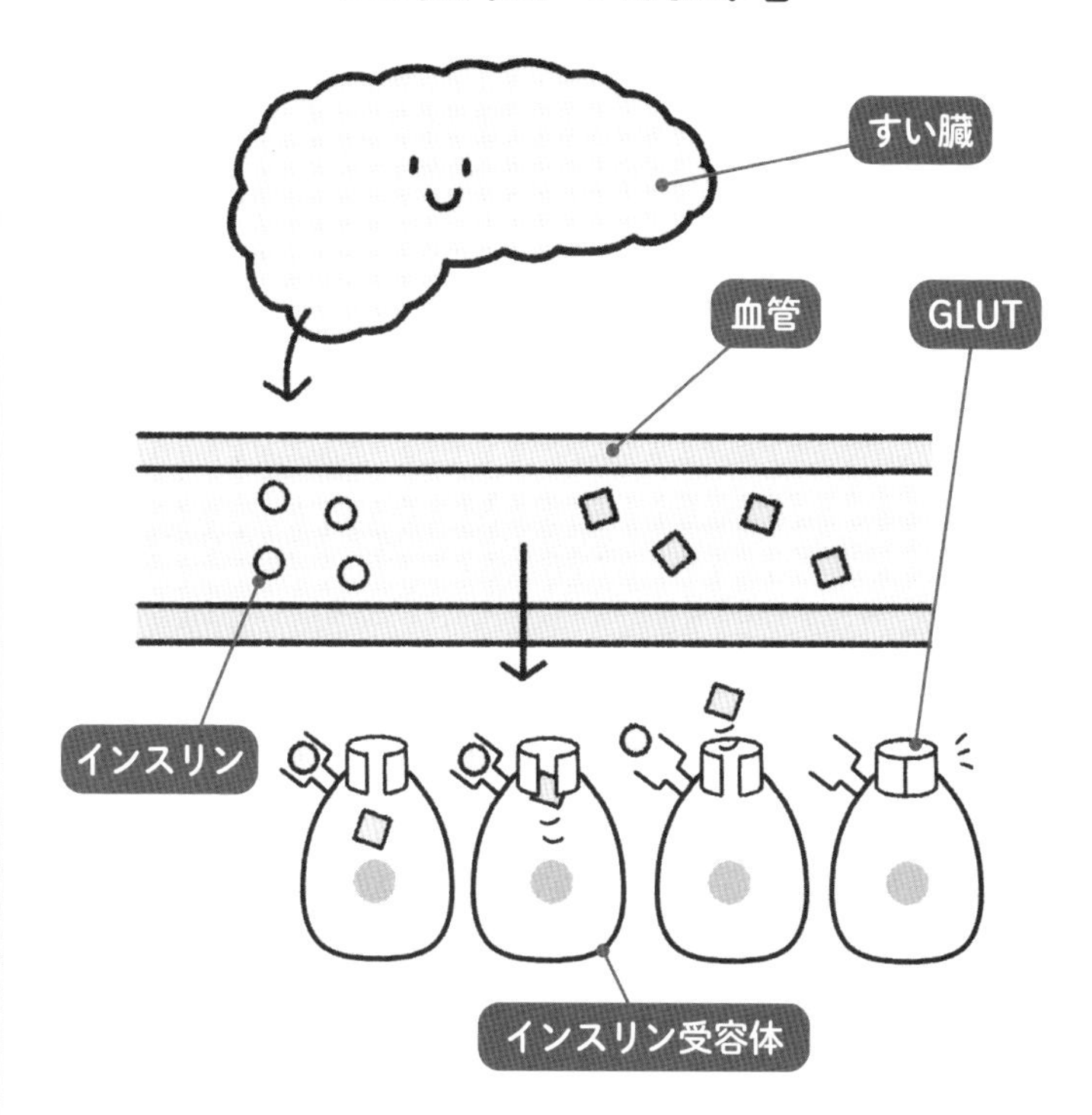

すい臓から分泌されたインスリンが、
細胞内に糖を取り込ませることで、
血糖値が下がる！

LUT（グルット）」を開かせ、細胞の中に糖を取り込ませます。

すると、あら不思議。細胞の中には糖が取り込まれて、エネルギーを作り出すために使われ、血液中の糖が減るんです。これがインスリンが血糖値を下げる仕組みです。

後ほど詳しく説明しますが、血糖値が高すぎると糖質が血管の壁を傷つけ、動脈硬化を引き起こしてしまうだけでなく、神経細胞の塊である脳も傷つけてしまいます。そうならないように、血糖値を下げる必要があるので、すい臓の役割は重大なんです。

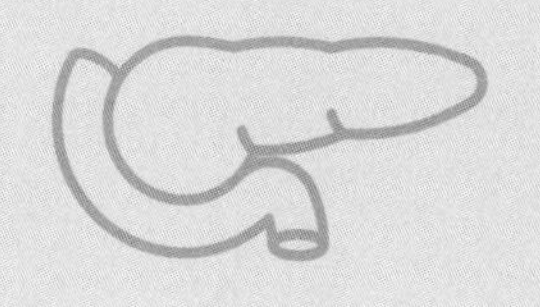

第2章

テレビでは語られない
糖尿病の正しい知識

第2章からは本書のテーマである、糖尿病のお話。まだ日本では「糖尿病はだらしない人がなる病気だ」という偏見が根付いていますが、この勘違いも払拭できるよう、進めてきます。

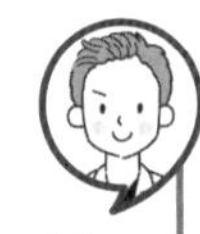

糖尿病は４つに分けられる

糖尿病には大きく分けて４つの種類があります。１型糖尿病、２型糖尿病、妊娠糖尿病、その他の原因による糖尿病です。それぞれ詳しく説明します。

○１型糖尿病

１型糖尿病は、すい臓からインスリンがほとんど出なくなること（インスリン分泌の低下）により、血糖値の調節ができなくなります。２型糖尿病との違いは、インスリンが効きにくいのではなく、インスリン自体の不足が原因になっていること。原因はとても理不尽なもので、何らかの原因により、自身のすい臓の細胞に対して免疫反応が起きてしまい、インスリンが作れなくなってしまう「自己免疫」によるもの、全く原因がわからない「特発性」のもの、生まれつきすい臓がインスリンを分泌してくれない「先天性」のものなどがあります。

糖尿病の種類

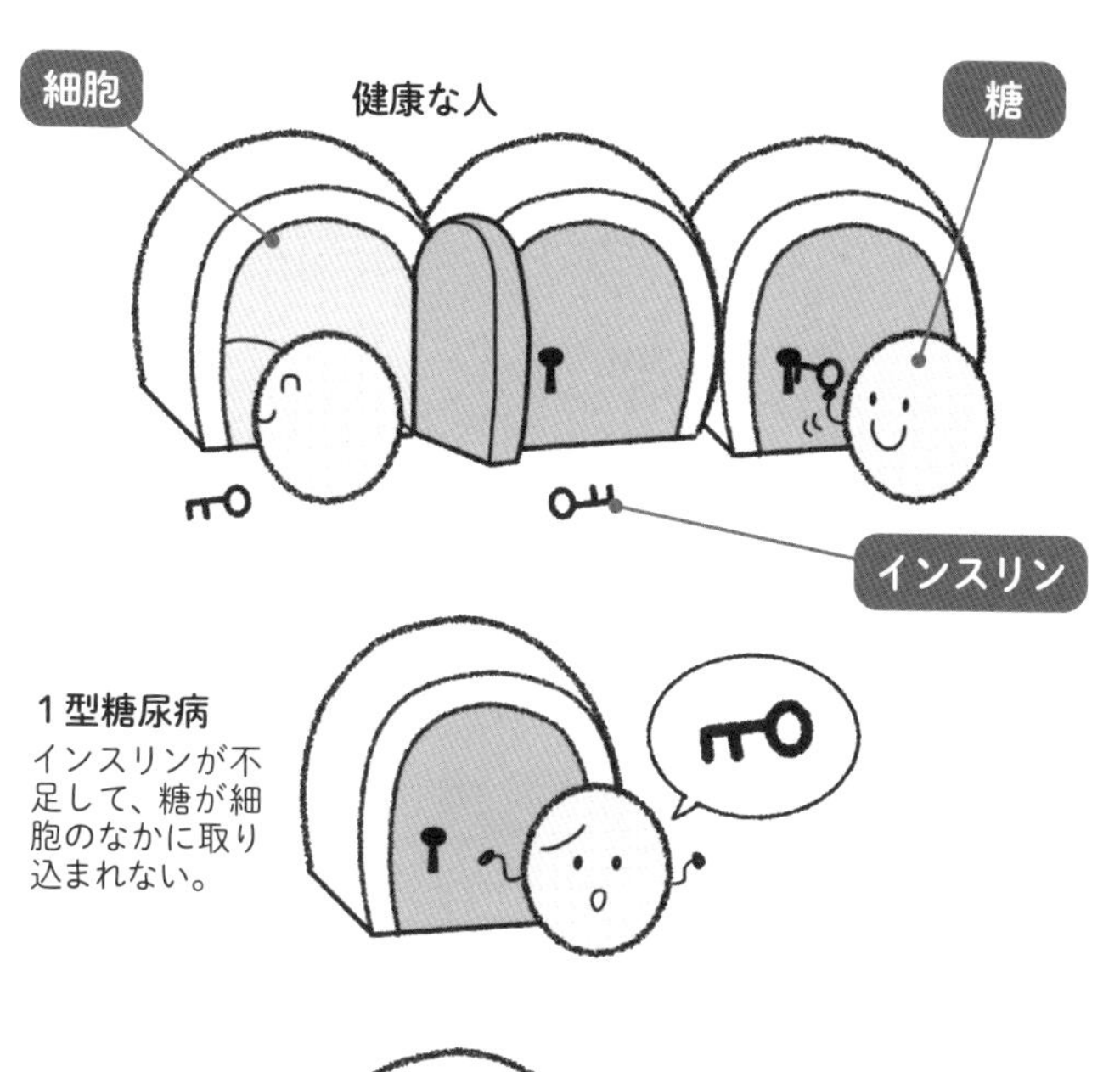

1型糖尿病
インスリンが不足して、糖が細胞のなかに取り込まれない。

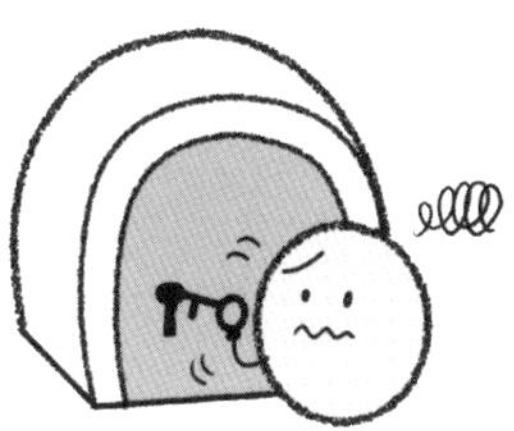

2型糖尿病
インスリンがあっても細胞のドアの建てつけが悪く、効率よく糖が取り込まれない。

臨床現場でも、「どうして息子が……」「どうして私が……」という悲しい声が聞かれます。

相当理不尽な、この1型糖尿病ですが、私が出会ったある患者さんのお話を聞いてください。当時10歳くらいの男の子で、私が診察した時に苦労話を聞かせてくれました。1型糖尿病は、食後であってもすい臓がインスリンを分泌しないため、血糖値がとても高くなってしまいます。そのため、嫌でも食後にインスリン注射を打たなければなりません。ところが、学校で注射を打っている姿を友達に目撃され、「危ない注射を打っている」と噂され、とても強い偏見を感じたとのことでした。

この本の読者の皆さんは大丈夫だと思いますが、**どのような病気であっても、きちんとした知識を持つことが、自分の健康だけでなく、人を傷つけないためにも重要**だということは、何度もお伝えさせていただきたいと思います。

○2型糖尿病

2型糖尿病は最も多いタイプの糖尿病で、一般的に糖尿病と表現された場合には2型糖尿病をさすことが多いです。遺伝的な要因ですい臓からインスリンが分泌されにくくなったり（インスリン分泌の低下）、環境的な要因でインスリンがそれぞれの細胞に効きづらくなったり（インスリン抵抗性）することで、血糖値の調節がされにくくなってしまいます。

以前は、遺伝的な要因が明確になっていなかったり、「古代の偉い方々が糖尿病だったのではないか」という推測があったりしたため、糖尿病は単なる生活習慣の乱れによる「ぜいたく病」という偏見が広がっていました。しかし現在では、2型糖尿病の診断時に、「家族に糖尿病の患者さんがいるかどうか（家族歴の有無）」をチェックするほど、遺伝的な要因が発症に深く関わっていることは間違いありません。

こちらも私が出会った、ある患者さんのお話です。

男性は当時30歳で、いわゆるブラック企業に勤めていたのですが、仕事の都合で食事の時間をコントロールできず、食べたり、食べられなかったりしていたとのこと。

時には1日1回しか食事ができず、どうしても1回の食事量を増やさざるを得なかったといいます。家族歴もあり、父親が糖尿病で、祖父が心筋梗塞で亡くなっていると仰っていました。私が診断基準に沿って糖尿病の診断をしようとしたとき、彼は「糖尿病の診断はできるだけしないでいただけると助かります。というのも、以前、糖尿病の診断を受けた同僚が、社内で昇進の道を閉ざされただけでなく、陰湿な社内いじめにあって、異動させられたからです」と言っていました。もちろん、医師として診断しなければなりませんでしたが、ここにも、「正しい治療を妨げる社会の偏見があるのか！」と驚いた記憶があります。そして、同じようなケースをたくさん聞いたことがあります。

○妊娠糖尿病

妊娠糖尿病は、近年増加傾向にあり、今まで糖尿病といわれたことがないにもかかわらず、妊娠がきっかけとなって初めて指摘されるという糖尿病です。1型糖尿病や2型糖尿病と同様に、血糖値の高い上昇を認めます。どうしてそんなことが起きてしまうのでしょうか。

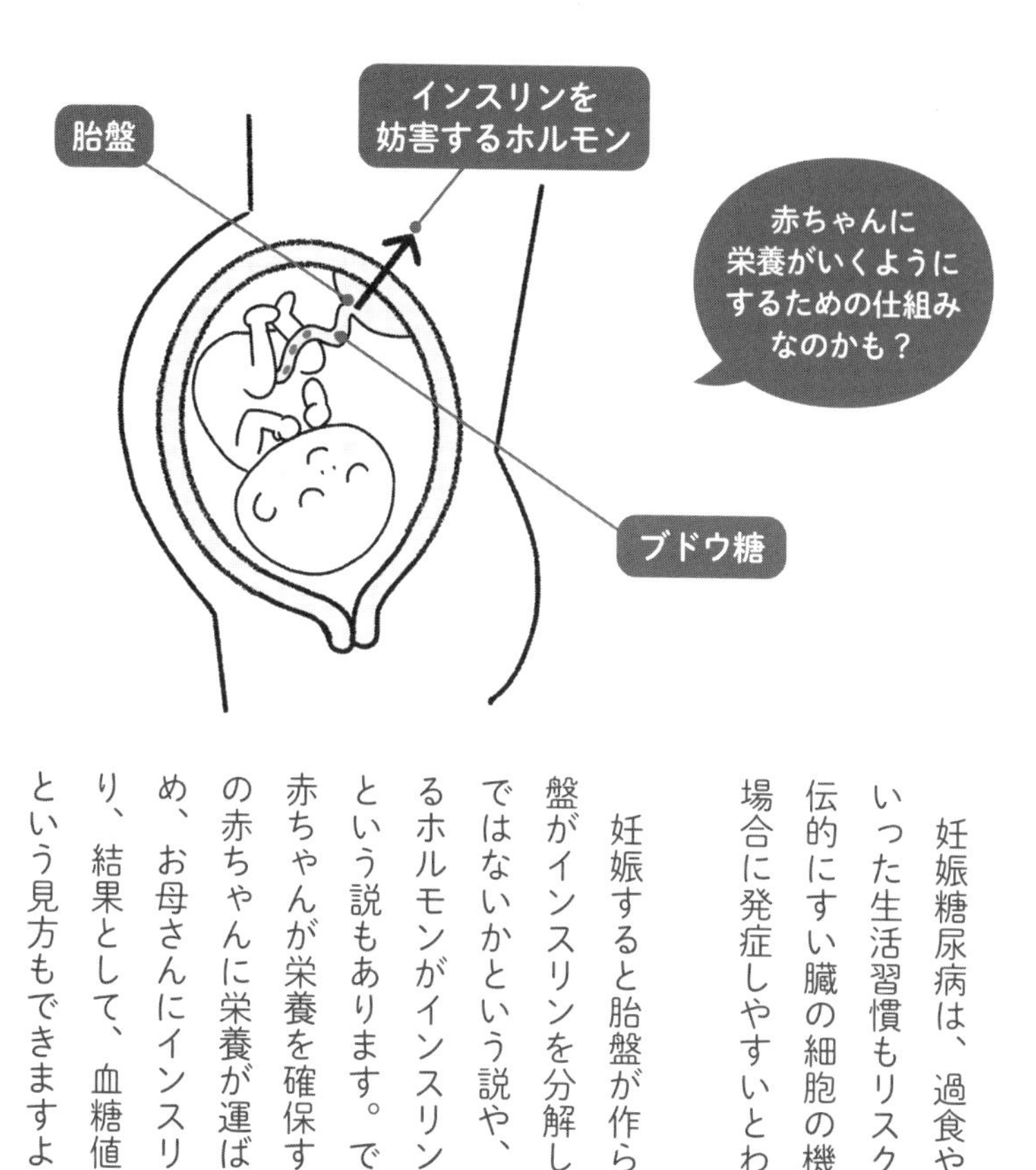

妊娠糖尿病は、過食や肥満、運動不足といった生活習慣もリスクとなりますが、遺伝的にすい臓の細胞の機能が低下している場合に発症しやすいとわかっています。

妊娠すると胎盤が作られますが、その胎盤がインスリンを分解してしまっているのではないかという説や、胎盤から分泌されるホルモンがインスリンの邪魔をしているという説もあります。ですが、お腹の中の赤ちゃんが栄養を確保するため、お腹の中の赤ちゃんに栄養が運ばれるようにするため、お母さんにインスリンが効きづらくなり、結果として、血糖値が上昇してしまうという見方もできますよね！

話は変わりますが、医学を学べば学ぶほど、人間が誕生するということは、ものすごい奇跡の連続なんだなぁと感じます。この場を借りるのはどうかと思いますが、勝手に世の男性を代表して、世の女性と私の母に心より深く感謝を申し上げたいと思います。

○その他の糖尿病

その他にも、遺伝子異常によってインスリンがうまく機能せず、血糖値のコントロールができなくなってしまう糖尿病や、感染症が原因になってすい臓がインスリンを分泌できなくなったり、インスリンが効きづらくなってしまったりする糖尿病、薬剤や化学物質による糖尿病など、糖尿病の原因は多岐にわたります。

本書で声を大にして伝えたいのは、**「糖尿病は決してだらしない人がなる病気ではない」**ということ。さらに、糖尿病の理解を深めていきましょう。

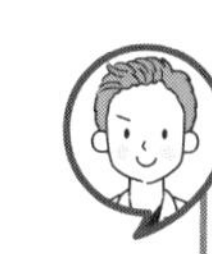

糖尿病の発症や悪化の原因になる因子

糖尿病という言葉や症状に偏見を持つ方は、まだまだ多いと思います。かくいう私も医学生だった頃（まだ糖尿病のガイドラインが、古い物だった頃ですね）は、偏見を持っていたと思います。お恥ずかしい話で……。

それでは、糖尿病の発症や悪化の原因になる因子について解説して参ります。

○因子①爆食い

なぜ、爆食いが糖尿病の発症や悪化の原因になるのでしょうか。爆食いをした時に身体の中で何が起こっているのか、医学的な視点で考えてみましょう。

少し復習です。食事から消化・吸収した糖質が、単に血液中を流れるだけでは、人は生きていけません。糖が細胞内に取り込まれる必要があります。

血管の周りには、私たちの体を構成する細胞がたくさん集まっていて、生きるために糖を必要としています。ここでインスリンが関係していたんですね。すい臓から分泌されたインスリンが細胞にくっつくことで、糖が細胞内に入る門（ＧＬＵＴ）が開く。これによって細胞は糖を取り込め、糖を使ってエネルギーを作り出すことができるのでした。

爆食いをすると、一気に口、食道、胃、小腸と進んで、急激に血液中に糖が吸収され、血糖値が上昇します。このときすい臓は、インスリンを一気に分泌して、血糖値をコントロールしようとします。分泌されたインスリンは、細胞に一気に糖を取り込ませようとしますし、細胞は一気に糖を取り込みます。結果として血糖値は下がりますが、一気に血糖値を下げなければならなかったことで、当然、すい臓には大きな負担がかかっています。

長期間にわたって、このような爆食い生活を続けていると、常にすい臓に負担がかかってしまい、疲れ果てたすえ、インスリンの分泌ができなくなってしまうんです。

インスリン抵抗性とは……？

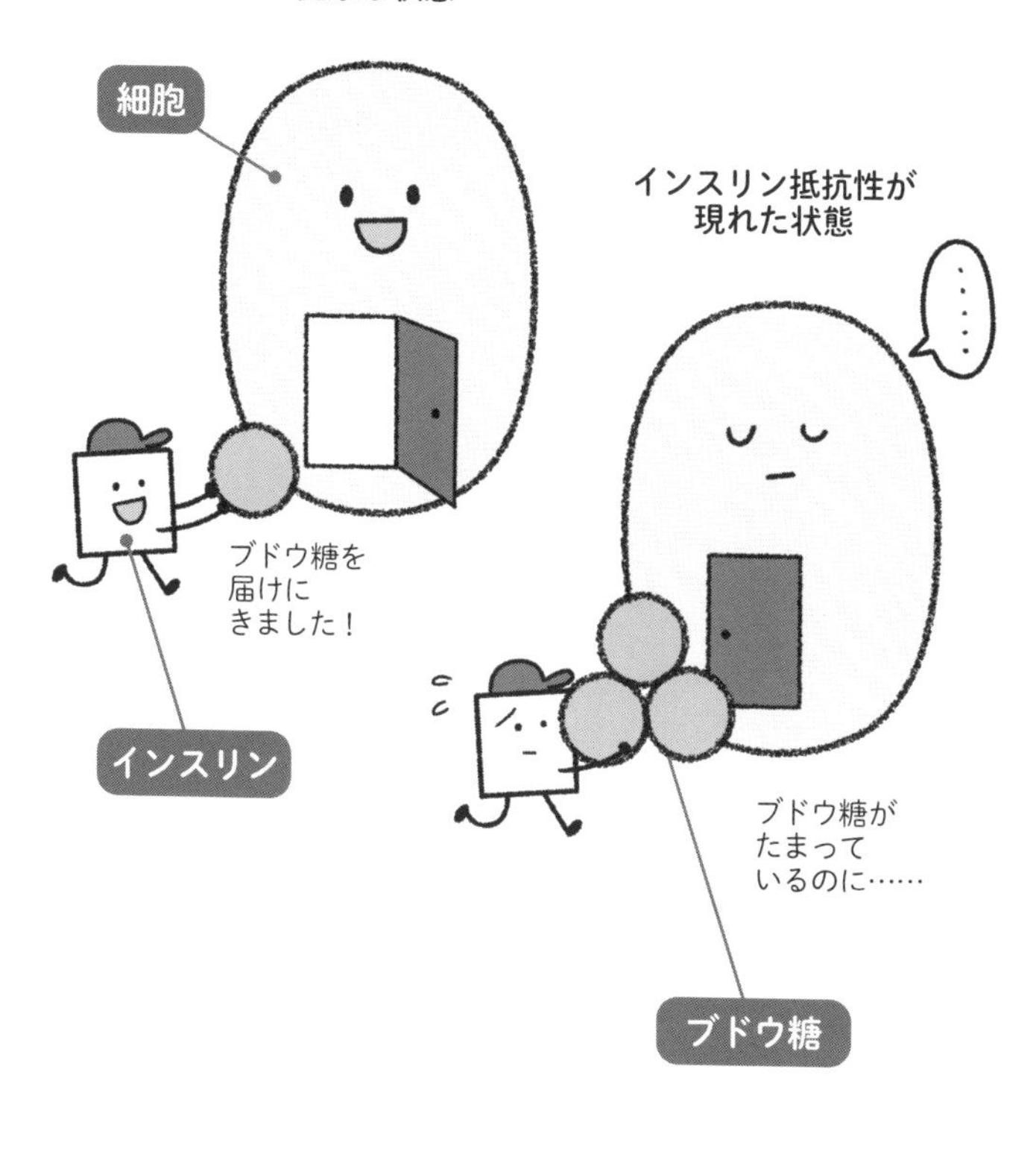
健康な状態
細胞
ブドウ糖を
届けに
きました！
インスリン
インスリン抵抗性が
現れた状態
……
ブドウ糖が
たまって
いるのに……
ブドウ糖

また、すい臓が頑張ってインスリンを分泌し続けることによって、インスリンの効き目が弱まる場合があります。量が多いと、それが当たり前になってしまって効きづらくなってしまう、と考えていただいて大丈夫です。これを**「インスリン抵抗性」**といいます。

遺伝的な素因があれば、これらに拍車をかけてしまいます。つまり、普段から生活習慣について考えるのは、どんな人にとっても大切であるということですね。

○因子②お酒の爆飲み

次は、のん兵衛による、のん兵衛のための、アルコール講座。私にとってはあまり面白くない話なのですが、アルコールの爆飲みがなぜよくないのかというお話です。

最近の研究では、アルコールにあまり糖が含まれていなかったとしても、アルコール自体に血糖値を上昇させる効果があることがわかってきました。これによって、糖尿病を発症しやすくなる恐れがあるという論文もあります。

ある研究者が、アルコールがなぜ血糖値を上昇させるのかを調べるため、毎日マウスにアルコールを注射し続けるという実験を行いました。マウスは幸せだったのか嫌だったのか、どちらだったのでしょうか。実験なのか、事件なのか。マウスはロ（マウス）で話さないのでわかりませんが……。

実験の結果、マウスの視床下部という部位が炎症を起こしていることが判明しました。この炎症が、血糖コントロールに悪影響を与えていたのです。つまり人間であっても、アルコールが体内で炎症を引き起こすことで、血糖コントロールを難しくしている恐れがあると示しています。

ただし、この研究はマウスを使用して行われたものであり、人間の体への影響を直接示しているわけではありません。あくまで、アルコールの摂取が体内の炎症や調節メカニズムなどと関与している可能性があるということ。決して、飲んではいけないということではないと思います。なので、私は飲みます。

アルコールと血糖値の関係について、もう１つ。血管の周りには脂肪細胞が存在します。この脂肪細胞から分泌されるホルモン「レプチン」が、私たちの食欲を調節しています。レプチンは、体内で脂肪細胞が増えたときに分泌され、脳の視床下部という部分に「もう食べるのは十分だよ」と伝達する働きがあります。これが、食欲が抑まる仕組みです。

しかし、アルコールの影響で、レプチンの分泌が妨げられることがあると研究で示されました。アルコールがレプチンの分泌量を減少させ、食欲を抑える仕組みがうまく機能しなくなる恐れがあるということ。つまり、アルコールの摂取によって爆食いを引き起こす可能性が高まるのです。

また、アルコールは直接血液中に入り、すい臓への負担を増やすこともあります。すい臓は血糖値を調節する重要な臓器。ダメージを受けてしまうと、血糖値のコントロールが難しくなる恐れもあります。

このように、アルコールの摂取は、体内のホルモンや臓器に影響を与え、血糖値の

１日の適正なアルコール量

ビール中瓶１本
（500mℓ）

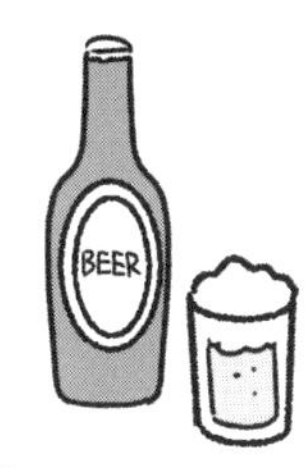

（アルコール5%）

日本酒1合
（180mℓ）

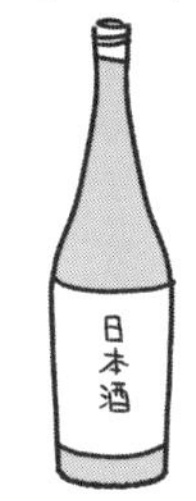

（アルコール15%）

チューハイ1缶
（350mℓ）

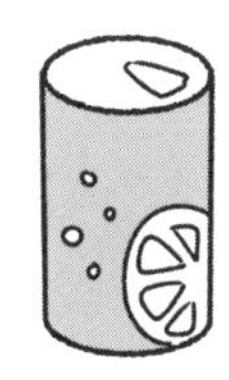

（アルコール7%）

ワイングラス２杯
（200mℓ）

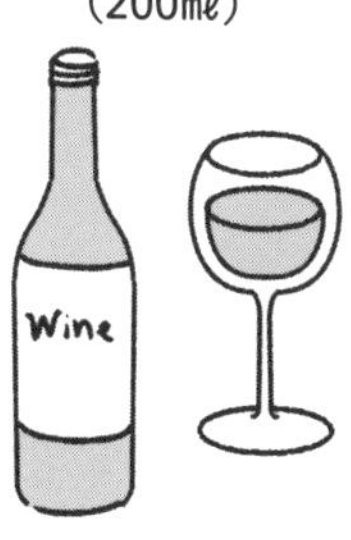

（アルコール12%）

焼酎グラス
１／２杯
（100mℓ）

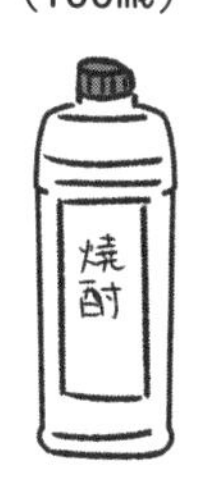

（アルコール25%）

ウイスキー
ダブル1杯
（60mℓ）

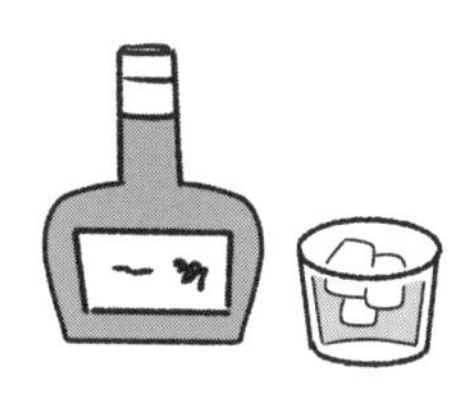

（アルコール40%）

調節や食欲の制御が乱れる可能性があると、医学的な研究によって示されています。そのため糖尿病の患者さんは、アルコール摂取量をコントロールすることが重要であると、米国糖尿病学会もアドバイスしています。とってもありがたいですね。

でも私は、どこの国の、どこの偉い人が、どれだけ正しいことを説いたとしても、お酒を我慢する人生は、私の人生ではありませんので、適度に飲みたいと思います！

○因子③メタボ

医学的に「メタボリックシンドローム」「肥満」を説明するとなると、少し難しく感じるかもしれませんが、どちらも端的にいえば、脂肪細胞が身体の中にたくさんある状態を指しているだけ。

脂肪細胞は、体内でエネルギーを蓄えたり、保護したりする役割を持ち、体重や体脂肪の増加と関係しています。一方で、脂肪細胞から分泌されるホルモン「レプチン」は、食欲やエネルギー消費の調節に関与していましたね。

血糖値が上がると、体内でインスリンが効きにくくなることをインスリン抵抗性と呼びます。インスリンに抵抗している状態では、糖質はそれぞれの細胞に入れないため、脂肪細胞に取り込まれることになって、結果、脂肪細胞が増加。この増えた脂肪細胞が、再び血糖値の調整を難しくしてしまうことでインスリンとのバランスが崩れ、ますます血糖値が上昇するという悪循環に……。

つまり、インスリン抵抗性が生じると、血糖値のコントロールが難しくなり、体内の血糖値を調整するメカニズムが乱れてしまうのです。

まとめ

血糖値の調節には、脂肪細胞から分泌されるレプチンによる食欲の制御機能が大きく関係しています。そのため、脂肪細胞自体を減らすことが、インスリン抵抗性を改善し、血糖値の調節につながるのです。

○因子④ストレス

ストレスが血糖値を上昇させる影響について説明します。血糖値は常に上がり下が

レプチンと食欲の関係

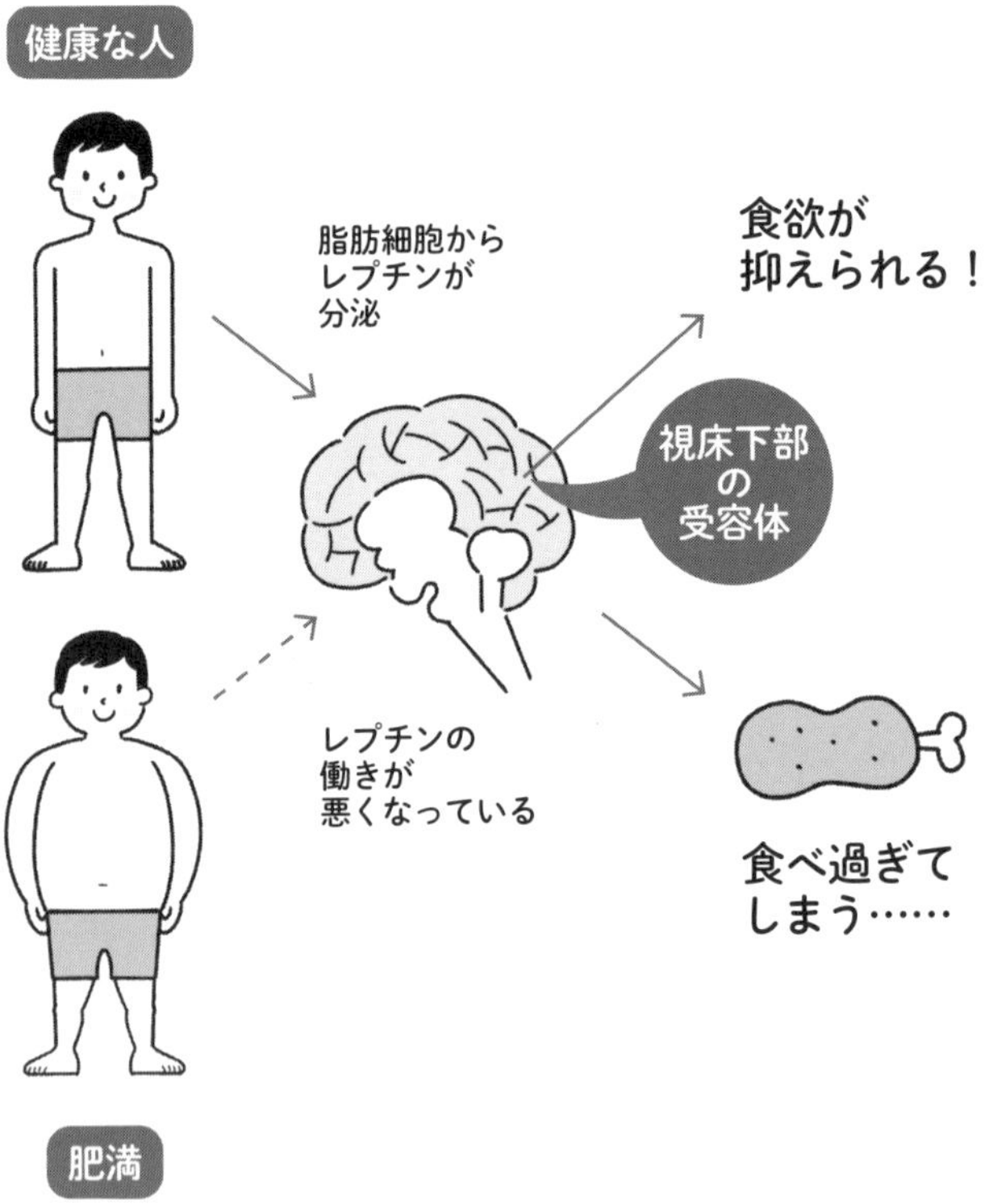

健康な人

脂肪細胞から
レプチンが
分泌

食欲が
抑えられる！

視床下部
の
受容体

レプチンの
働きが
悪くなっている

食べ過ぎて
しまう……

肥満

りをくり返していますが、ご飯を食べられない時間が続いた場合、血糖値は低い状態になってしまいます。このままですと、エネルギーを作り出せず、細胞がダメージを受けてしまいます。

この影響を大きく受けるのが、「脳」。脳はエネルギーを作るための栄養として、主に糖を利用するため、血糖値が低い状態だと頭がクラクラしたり、吐き気がしたりすることがあります。これを**「低血糖」**と呼びますが、低血糖は非常に危険な状態です。

ちなみに、身体の中で血糖値を下げてくれるホルモンは「インスリン」しかありません。では、低血糖にならないよう、血糖値を維持するにはどうすればいいのでしょうか。

方法は2つあります。1つはご飯を食べること。食事を消化し、糖質を吸収すれば、血糖値は上がります。もう1つの方法は、ホルモンが関係しています。身体の中にはたくさんのホルモンがあり、血糖値を上げるホルモンにはたくさんの種類があります。

中でも注目すべきホルモンの名前が、**「糖質コルチコイド」**です。

糖質コルチコイドは、別名**「ストレスホルモン」**とも呼ばれます。なぜなら、人間が強いストレスを受けた時に、血液中の糖質コルチコイドの量が増えるから。糖質コルチコイドは、ストレスと戦う役割を担っているんです。

まとめると、ストレスを受けると糖質コルチコイドの分泌量が増え、血糖値を上げて、人間がストレスと戦うことをサポートしてくれているというわけです。

こんなお話があります。ライオンやタイガーなどの動物が、危険な状況に直面した際、ストレスを感じて糖質コルチコイドを分泌していた、と。ストレス下で血糖値が上昇する仕組みを、進化の過程でも保持してきたといえるのではないでしょうか。

現代社会でも、ストレスにさらされることは少なくありません。イライラしたり、不安を感じたりすると、糖質コルチコイドが分泌されて血糖値が上昇します。そのため、ストレスに対処するために甘いものを欲したり、食べたくなったり……。

ストレスがかかり続けるということは……

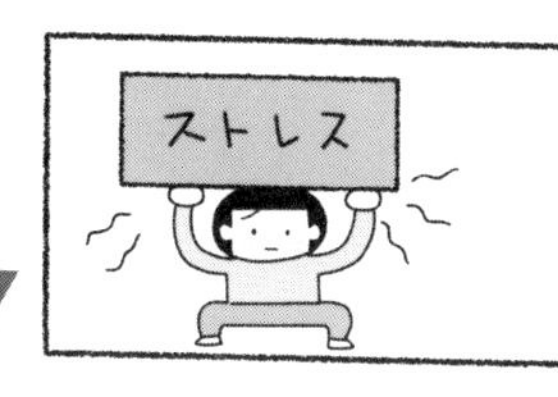

ストレスがかかり続けると……

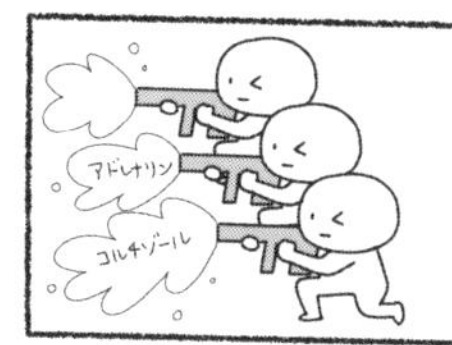

アドレナリンやコルチゾールといったホルモンが、ガンガン放出。

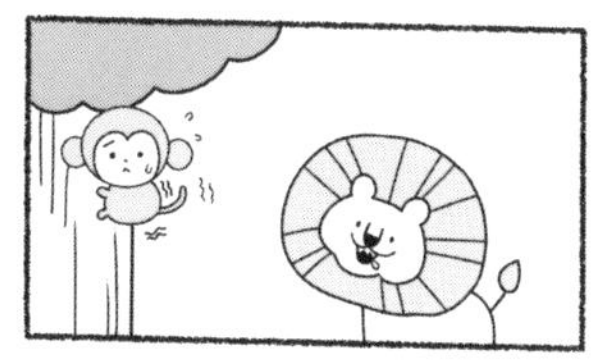

いわゆる“ライオンに睨まれるサル状態”に。

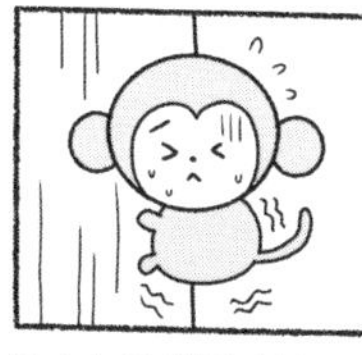

ストレスが長く続くと、身体に悪影響をおよぼす。

ただし、この状態で甘いものを爆食いしてしまうと、糖質コルチコイドの働きによって高くなっていた血糖値は、さらに上昇してしまいます。血糖値の急激な上昇に応じて、すい臓からインスリンが分泌されると、当然すい臓には負担がかかります。すると、糖尿病の発症リスクや悪化リスクを高め、血糖値のコントロールは難しくなってしまうのです。

加えて日本では、他の国に比べて睡眠時間が短いとされており（日本人の平均睡眠時間は約6・5時間、世界の平均睡眠時間は約7・3時間というデータもあります）、睡眠で解消できるはずのストレスを、食べ物で解消してしまいやすいという傾向があるのかもしれません。

まとめ

強いストレスは糖質コルチコイドの分泌量を増やし、糖尿病（血糖値）のコントロールに重大な影響を与えてしまいます。とくに、ストレス過多といわれている日本人は、この影響を小さく見ない方がいいかもしれません。「最高の人生を送るためには、ス

トレスとうまく付き合う力を身につける必要がある！」ということですね。

○因子⑤遺伝

驚かれる方もいらっしゃると思いますので、基礎から説明していきますね。人の身体は細胞から作られているのは前述のとおりです。細胞の中にはそれぞれ核があり、その核にはＤＮＡというものが含まれています。ＤＮＡは遺伝情報を持っていて、私たちの特徴や性質を決定しています。つまり、お父さんやお母さんからもらった遺伝子が、私たちの身体を作る大元になっているわけです。

例えば、顔の形や血液型など、私たちの見た目や性質は遺伝子によって影響を受けますし、身長が高いか低いかも遺伝によって決まります。そして、すい臓がインスリンを出す量、インスリンがくっつく場所（インスリンレセプター、インスリン受容体）の量や質、血糖コントロールがしやすいかどうか、これらも遺伝子の影響を大きく受けるため、遺伝は非常に重要な要素になります。

つまり、**「糖尿病の発症を、意志や努力だけで予防するのは難しい場合がある」**ということです。

スペインに留学していた時、研究室の教授にたくさんご飯をご馳走になったことがありました。先生はふくよかな体形をしていて、「君たち日本人が、私たちと同じ量の食事を続けていたら、大変なことになるよ」と言われたのを覚えています。

この話は先生がスペイン語で話されたもので、それを誰かが英語に翻訳し、さらに私が日本語に訳して理解したので、そういうことだったのだと思います（……多分）。

まとめ

糖尿病の発症リスクや悪化リスクには、様々な要素が関係しています。とくに遺伝が大きく関係していて、努力だけではコントロールできない場合があります。持っている要因は変えられませんが、大切なのはコントロールできる部分をコントロールすること。本書で、適切な血糖コントロールの方法を知り、すい臓を大切にしていきましょう。

糖尿病には遺伝要素がある

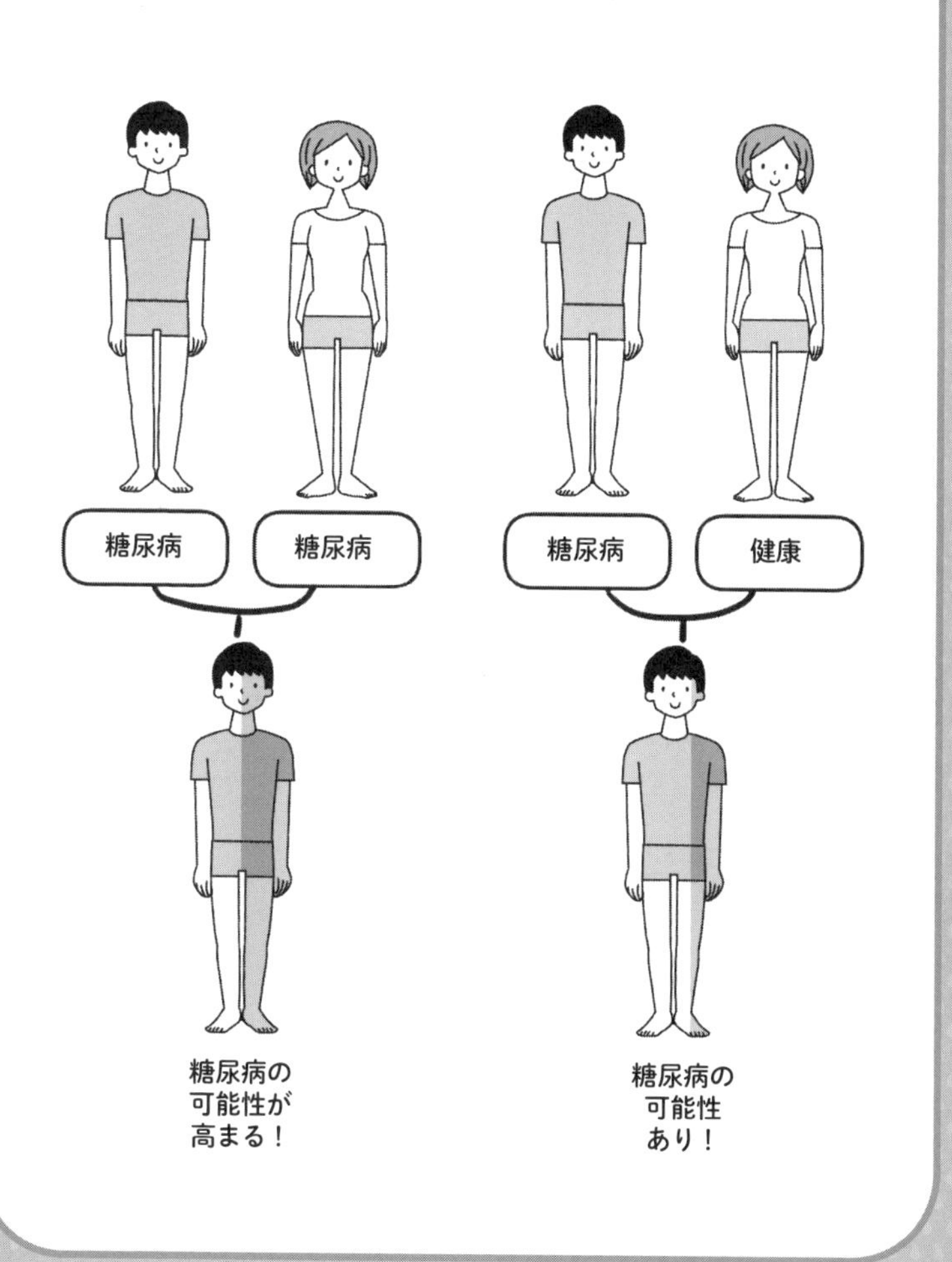

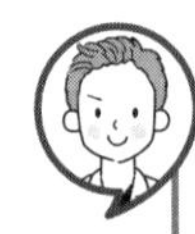

糖尿病になりやすい人はこんな人！

○ストレスに弱い人

どうしてストレスに弱い人は、糖尿病になりやすいのでしょうか。血糖値とストレスには大きな関係があり、それも1つの理由ですが、ここではそれ以外の理由について、いくつかお話ししたいと思います。

ストレスに弱い人は、ストレスが原因で過食になってしまうなど、食事のコントロールが難しいという報告があります。読者の皆さんは「過食症」という疾患について聞いたことがあるでしょうか。精神科では「神経性大食症」とも呼ばれ、摂食障害の1つとされています。

過食症には様々な原因がありますが、とくに心理的要因（つまりストレスですね）

がきっかけになることが多く、食欲のコントロールができなくなり、我を忘れて食べ過ぎてしまいます。その後、「どうして食べ過ぎてしまったんだろう……」という罪悪感から吐いてしまいます。これが日常的になると、胃酸による食道炎や歯牙の損傷など、身体的なダメージにつながります。

過食症は、食事とストレスの関係の疾患例ですが、食事がストレスのはけ口になっている場合には、たとえ過食症にならずとも、様々な疾患のリスクになります。もっと簡単にいえば、ストレスに対する耐性を鍛えることが、食事のコントロールにつながり、血糖値や糖尿病のコントロールにもつながります。それは結果的に、インスリンの分泌量をコントロールし、すい臓を大切にすることにつながるのです。

ただ、「ストレスをコントロールしろといわれても……」という方もいらっしゃると思いますので、次節から、そのヒントになるような話を続けていきたいと思います。

○性格が良すぎる人

ストレスをコントロールする、つまり「ストレス耐性」を高める方法の1つは、**「自分は自分、他人は他人」**という考え方です。

当たり前ですが、性格が良い人にはいろいろな人が集まってきます。楽しい人、明るい人、面白い人、相談してくる人など、いろいろな人が集まってきます。性格の良い人は、それぞれの人に優しく接します。結果、もっとたくさんの人が集まってきます。こうやって、性格が良い人にはたくさんの人が集まってくるわけですね。

ところが、世の中にはこんな人もいます。平気で嘘をつく人、口調が強い人、怖い人、わざと悲しいことを言ってくる人など、本当にいろんな人がいます。たくさんの人が集まってくるということは、こういう人たちも少なからず寄ってきてしまいます。

性格が良いだけならいいのですが、性格が「良すぎる」人の場合、こういう人たちが寄ってくるのを断ることができません。

「なんかちょっと違和感あるけど、傷つけないようにしないとな」

「一緒にいて怖いけど、怒らせないようにしないとな」

「悲しませたらどうしよう。私が優しくしないと……」

その結果、自分の心にストレスが蓄積してしまいます。これが、性格が良すぎる人です。


一方、ストレス耐性の強い人は、どちらかというと「性格が悪い」人です。自分に合わないなと思ったらうまく距離を置きますし、「怒らせないようにしないといけないな」というよりは、「自分が壊れるぐらいだったら、怒らせてどっかにいってもらったほうがいいや」という風に考えたりします。


ただし、それは難しいという方もいると思います。

私の医学部時代の同級生で、ストレス耐性が強く、まるで釈迦のような女性がいたのですが、彼女は「自分は自分、他人は他人。相手へのリスペクトだけ忘れなければ、喧嘩にはならないよ」と言い切っていました。

実際、私自身も彼女のことは大好きでしたし、彼女の周りにはたくさんの人が集まっていました。ですが、八方美人なわけではなく、ストレスも全く抱えていませんでした。今思い返せば、彼女の口癖は「へ〜そうなんだ。それもいいね！」でした。相手をリスペクトし、共感もする。けれども自分は自分。だから、「へ〜そうなんだ。それ『も』いいね！」という言葉になっていたんですね。

まとめ

食事とストレスには大きな関係があります。ストレスが強ければ、糖質コルチコイドによって血糖値が高い状態が続いてしまいます。とくに「性格が良すぎる人」には、たくさんの人が寄ってきて、心にストレスが蓄積しやすくなります。それは糖尿病のリスクであり、すい臓を知らぬ間に傷つけています。お勧めなのは「自分は自分。他人は他人」という考え方。相手へのリスペクトを忘れなければ大丈夫。相手も、そして自分も大切にしていきましょう！

○睡眠不足

「睡眠不足はよくないよ」というのは誰もが聞いたことのある話だと思いますが、本書のテーマは「人間の身体はすごい！ 医学を楽しんで、正しい知識を身に付けて武器にし、最高の人生を送ろう！」というものです。医学的に解説して参りましょう。

人間の身体は細胞の塊です。細胞は小さな袋のようなもので、中には遺伝情報であるDNAが入っており、これらの細胞が集まって私たちの身体は作られています。実際には、約37兆個もの細胞が集まって、私たちの身体が成り立っています。

この壮大な人間の身体は、小さな細胞から形成されています。元をたどれば、最初の細胞が分裂をくり返して徐々に増えていき、私たちの身体が作られていきます。最初の細胞とは、皆さんご存知の通り、「受精卵」です。卵子と精子が結合してできるもので、これが人間の成長の出発点となります。

ここで注目すべきなのは、私たちの身体を構成する約37兆個もの細胞たちが、お互いに情報交換をして、協調して、活動しているという点です。

例えば、美しい景色や大事な情報を目で捉えると、目から入った光が網膜と呼ばれる細胞に入ります。網膜の細胞が刺激を受けて信号を発し、脳に向かって情報を伝達します。これを「情報伝達」と呼びます。この情報伝達を担うのが「ホルモン」です。ホルモンは、体内で分泌される化学物質で、細胞間で情報を伝達する役割を担います。血液を通じて運ばれ、特定の細胞に影響を与えることで、身体の働きを制御します。この仕組みによって、さまざまな機能やバランスが維持され、身体全体の調和が保たれるのです。

さて、睡眠不足と糖尿病の関係に話を戻します。実は睡眠不足の時には、特定のホルモンが増えてしまうんです。このホルモンは、ここ10年ほどで発見され、薬としても利用されるようになりました。もし、このホルモンを知っていたら、医療関係の専門家レベルです。

名前を「**オレキシン**」といいます。

なんかナルシストっぽい名前じゃありませんか。

このホルモンは、摂食活動に関係しているのですが、睡眠とも深い関係があることがわかっています。具体的には、睡眠不足の時にはオレキシンの濃度が上昇し、食欲が増します。これが、〝眠いのになぜか食欲が湧いてくる〟理由です。

ちなみに、睡眠不足の次の日に甘いものへの欲求が強まることはありませんか。徹夜した日の翌朝に、甘いものが食べたくなるアレ。このような欲求も、睡眠と食事の密接な関係の１つといえます。

まとめ

糖尿病の発症・悪化リスクと睡眠不足には深い関係があり、オレキシンなどのホルモンが関係しています。身体の中にはいろいろなホルモンがあって、37兆個もの細胞たちがホルモンを使って情報交換し、協調しながら活動しているんです。やっぱり人間はすごい！（……お腹が空いてきました）

睡眠と覚せいのしくみ

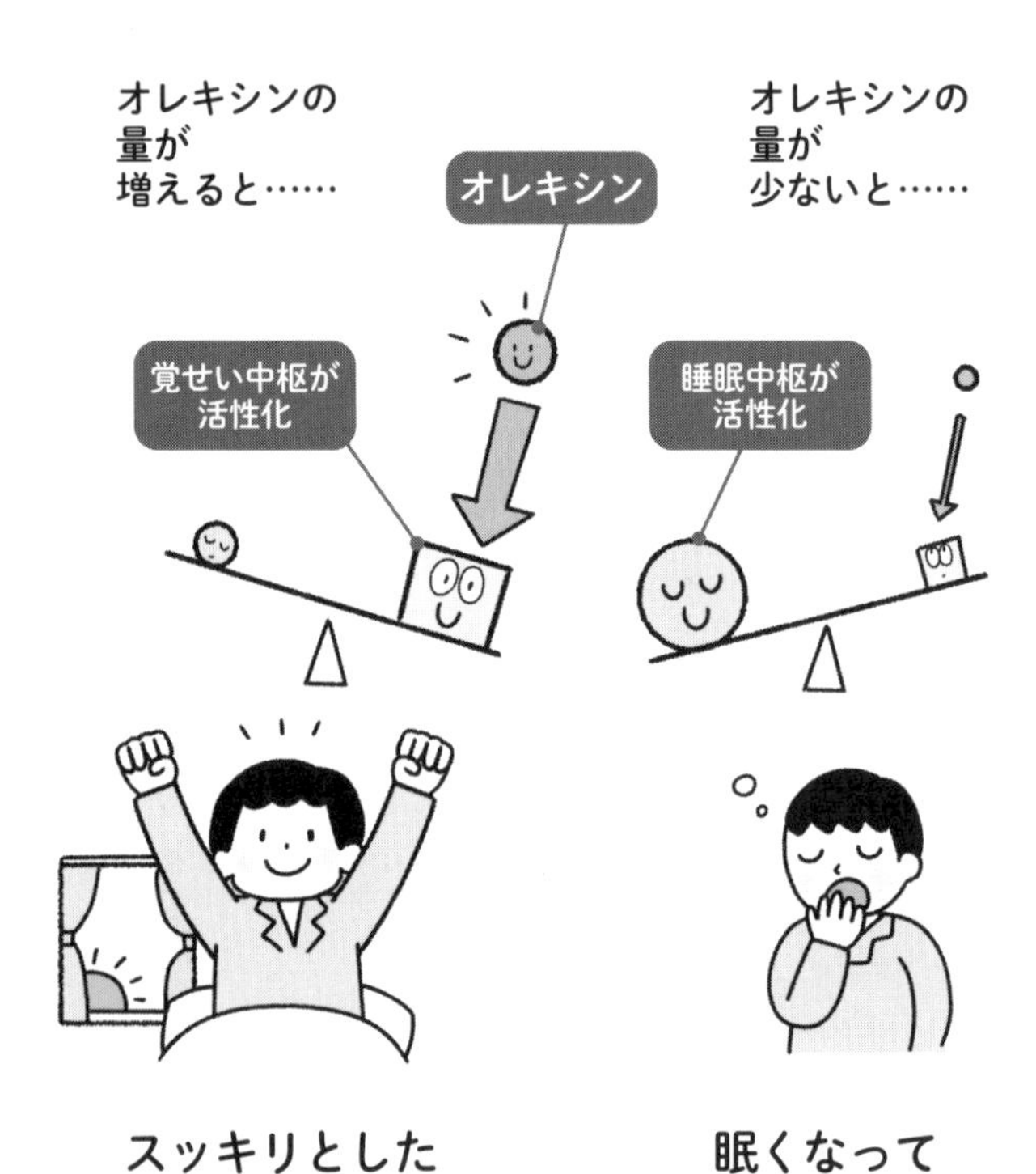

スッキリとした
目覚め！

眠くなって
しまう

○菜食主義・ヴィーガン

菜食主義やヴィーガンとは、特定の食品や食材を制限する食事スタイルのこと。菜食主義では、肉や魚を避ける食事が中心ですが、植物性の食品や穀物、果物、野菜、ナッツ、種子、乳製品、卵は摂取される場合もあります。

一方、ヴィーガンはさらに一歩進んで、肉や魚だけでなく、乳製品、卵、蜂蜜などの動物性食品を一切摂取しません。ヴィーガンは食事だけでなく、生活全般にわたって、動物性食品を避けることを目指す傾向があります。

実は、こうした食生活を選ぶ人々の中には、糖尿病の患者さんが多いという報告があります。その理由は、筋肉の量が減少する傾向にあるため。菜食主義は動物性食品から得られるたんぱく質の量が制限されるため、必要な量を摂取しづらい状況にあります。たんぱく質は筋肉の成長や修復に欠かせない栄養素であり、不足すると筋肉量の減少が起こる可能性があります。

また、動物性食品はアミノ酸がバランスよく含まれていることが多いのに比べ、植物性食品は必須アミノ酸の一部が不足していることがあります。これによって、筋肉の維持や成長に必要なアミノ酸の供給が不足する恐れがあるのです。

ビタミンにも関わります。ビタミンB12は神経系の正常な機能に欠かせない栄養素ですが、ほぼ動物性食品にしか含まれません。ビタミンB12を摂取しないと、神経系へ影響が及び、筋肉の適切な働きが妨げられる恐れがあるのです。

さらに、鉄も筋肉の健康に影響を及ぼす要因の1つ。鉄は筋肉の酸素供給に重要であり、不足すると筋肉の機能が低下する恐れがあります。ところが、植物性食品に含まれる非ヘム鉄には吸収が難しいという特徴があるため、菜食主義者は鉄不足に陥りやすくなるのです。

筋肉はエネルギーの貯蔵庫であり、血糖値の調整にも重要な役割を果たしています。血液中に増えた糖の多くは、筋肉に蓄えられます。筋肉はブドウ糖をエネルギーとして使うだけでなく、余分なブドウ糖を貯めておく場所でもあります。しかし、筋肉の量が減少すると、その貯蔵庫が減少し、糖の調整能力が低下してしまいます。その結果、血糖値が不安定になりやすくなるのです。

まとめ

筋肉は血糖コントロールに重要な役割を果たしています。菜食主義やヴィーガンの食生活では、適切な栄養摂取により気を付けることが必要です。とくに、たんぱく質やビタミンB12などの栄養素を適切に摂ることは、筋肉の維持や血糖コントロールにつながります。バランスの取れた食事と運動こそが重要というわけです。

○日本人

日本人が糖尿病になりやすいと言う話を聞いたことがある人もいるかもしれませんが、改めて理由を説明したいと思います。

まず、悪化しやすい要因で遺伝について話しましたが、日本人の中には糖尿病にかかりやすい遺伝子を持っている方が、一定数いることがわかっています。両親や祖父母のいずれかが糖尿病である場合、子供や孫に糖尿病の発症リスクが高まります。

また、食生活も原因の1つといわれています。日本という島国の伝統的な食事は、白米や魚、野菜、大豆製品を中心で、食物繊維が多く含まれ、脂肪は少なく健康的なものでした。日本人の身体も、それに合わせて進化してきたといえます。
しかし、近年の西洋化された食のスタイルによって、高脂肪、高糖質、低繊維食品が増加し、肥満や糖尿病のリスクが上昇しています。

加えて、日本はインフラが発展し、交通手段が多く、歩行不足や運動不足につながりやすい環境といえます。それらは、血糖コントロールを難しくし、糖尿病のリスクを高めてしまいます。

便利な世の中は、逆に人を弱体化させてしまうのかもしれません。

極めつけは、日本人の性格です。自分で自分のことを褒めているようで恐縮ですが、我々日本人は真面目です。長時間でも真面目に仕事をし、時間内に業務が終わらなければ、「他人に迷惑をかけるぐらいなら……」と残業します。あらゆる障壁を努力と根性で乗り越えることが美徳とされる傾向にあり、乗り越えられない人はメンタルが弱い人、というレッテルが貼られることもしばしば。

このような日本の環境と日本人の性格が、ストレス過多の環境を助長し、糖質コルチコイドの分泌量が増え、糖尿病のリスクが高まってしまうというわけです。

まとめ

恐ろしく簡単にまとめます。日本人は糖尿病になりやすいです。そこのあなた様、泣かないで……。

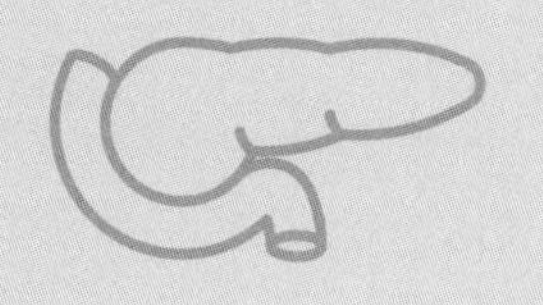

第3章

糖尿病は
身体からの警告である

さて第3章では、糖尿病とさまざまな合併症の関係についてお話ししたいと思います。よく聞く病気から、「えっ、それも合併症だったの？」と驚くような病気もあるのでは？

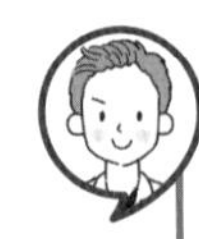

糖尿病と動脈硬化

糖尿病は血糖値が高い状態が続いているときに診断されます。この状態では、血管の壁に糖がくっついてしまいます。この反応を「メイラード反応」、血管が「糖化」したといいます。

血管が糖化すると、その部分を白血球が「異物（本来の自分とは異なる物）」と認識して、炎症を起こします。炎症を起こすと、その部分では線維芽細胞という硬い細胞が増殖して、最終的に修復しようとします。血管が糖化すると、その部分は硬くなってしまうわけです。この様子を「動脈硬化」というんですね。

厳密にいえば、糖尿病と診断されていようといまいと、高血糖の状態が続いていれば、動脈硬化が身体中の血管で起こり、様々な病気につながってしまいます。

糖尿病の合併症

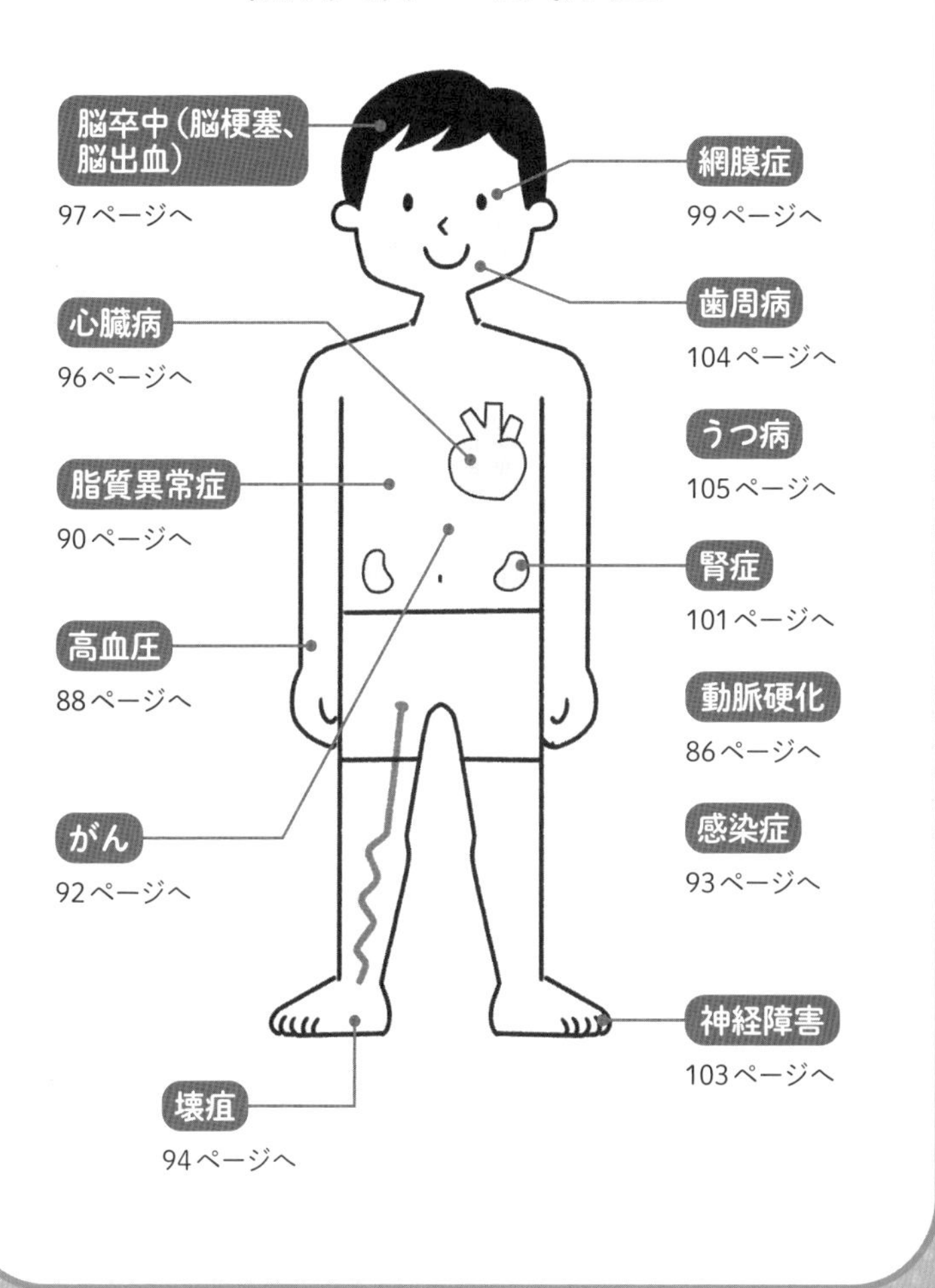
脳卒中（脳梗塞、脳出血）
97ページへ
網膜症
99ページへ
歯周病
104ページへ
心臓病
96ページへ
うつ病
105ページへ
脂質異常症
90ページへ
腎症
101ページへ
高血圧
88ページへ
動脈硬化
86ページへ
がん
92ページへ
感染症
93ページへ
神経障害
103ページへ
壊疽
94ページへ

なので、「糖尿病と診断されたら人生が終わり」というのも、「糖尿病と診断されていないから大丈夫」というのも、医師としてはちょっと違うぞと思うところ。普段から生活習慣に気をつけましょう。

まとめ

糖尿病は様々な病気のリスクにつながります。原因の1つが「動脈硬化を引き起こしてしまう」ため。このあとで紹介する、さまざまな病気との関係性でも、大きく関わってくるので覚えておいてください。

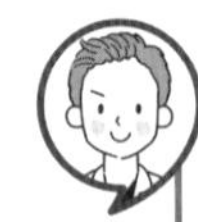

糖尿病と高血圧

糖尿病患者さんの高血圧の頻度は、非糖尿病患者さんと比べて約2倍も高く、反対に高血圧の患者さんにおいても、糖尿病の合併頻度は2～3倍も高いという報告があります。

前述の通り、血糖値が高い状態は炎症を引き起こし、動脈硬化につながります。動脈硬化は、血管の柔軟性が失われた状態。つまり、本来、血液が多く流れた時には血管がふにゃ～んと柔らかくなって血圧が上がり過ぎないように調整してくれていますが、柔軟性がなくなると、血管の壁にダイレクトに圧力がかかるため、血圧が上昇してしまうのです。

逆に、高血圧の場合も血管の壁に常に強い圧力がかかっている状態のため、炎症を引き起こす要因となり、動脈硬化につながってしまいます。

まとめます。血圧をコントロールすることは、単なる高血圧の治療にとどまらず、高血圧に伴う動脈硬化、さらには糖尿病を含む、動脈硬化で悪化する疾患の予防にもつながるということなのです。

糖尿病と脂質異常症（高脂血症）

脂質には、コレステロールや中性脂肪など、様々な種類があります。コレステロールは身体の構成成分となり、細胞膜やホルモンとして使われ、中性脂肪は身体の中でエネルギーを作る栄養として使われます。

これらもまた食事で摂取すると、消化吸収され、リンパ液や血液を通して身体中に運ばれます。しかし、もし食事で多く摂取し過ぎると、多過ぎる脂質が血管にくっついてしまい、それが白血球によって異物として認識されて、炎症を引き起こし、動脈硬化につながるというわけです。

動脈硬化を起こしていると、その周囲の細胞にはきちんと糖を届けることができなくなります。細胞が糖を利用するためには、きちんとインスリンが細胞にくっついて、きちんと細胞が扉（GLUTといいましたね）を開かなければなりません。ただし、動脈硬化が起きていると、インスリンが細胞にくっつかないかもしれませんし、細胞がきちんとインスリンを受け取ってくれないかもしれませんし、きちんとGLUTが開いてくれないかもしれません。

つまり、「インスリン抵抗性」が上がってしまうわけですね。脂質異常症は、それをさらに助長してしまうのです。

まとめ

脂質異常症は動脈硬化を引き起こし、インスリン抵抗性となって、血糖値を下げづらくしてしまいます。つまり、脂質異常症の治療は、動脈硬化や糖尿病の予防につながるというわけです。

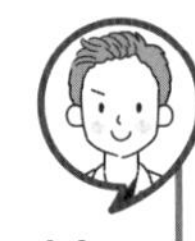

糖尿病とがん

最近、糖尿病とがんには深い関係があることがわかってきました。国内外で発表された研究によりますと、2型糖尿病の方は、がんのリスクが20パーセントほど高いことがわかっています。とくに、日本人で因果関係が認められているのは、大腸がん、肝臓がん、すい臓がんです。海外では子宮内膜がん、乳がん、膀胱がんのリスクの上昇と関係があるとされています。どうしてなのでしょうか。

糖は栄養として使われますが、その際に予期せぬ反応が起きてしまうことがあります。例えば、細胞内のDNAと反応して、DNAを損傷してしまうような。そうなると、正確な細胞分裂ができなくなるため、がん細胞が作られてしまうことがあります。

また、高血糖状態が細胞を傷つけた結果として、周囲の細胞が再生すべく細胞分裂を促すことがあります。細胞のＤＮＡが、何度も損傷と修復による再生をくり返すことで、がん細胞を生み出してしまう結果となってしまうのです。

加えて、高血糖状態は動脈硬化にもつながり、動脈硬化を起こした血管の周囲には栄養が行きわたらないため、同じようにがん細胞を生み出してしまうという結果につながることもあります。

このように、糖尿病とがんには密接な関係があり、高血糖をコントロールすることは、将来、がんになる可能性を軽減することにつながるのです。

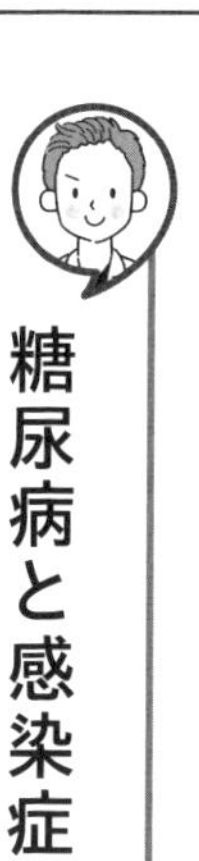

糖尿病と感染症

糖尿病の患者さんは感染症にかかりやすく、時には、感染症が重症化しやすいこともあります。

高血糖が長く続くと、動脈硬化につながります。本来、白血球は血管と血管の狭いすき間をぬって細菌や異物の元に向かいますが、動脈硬化ではそれが困難な状態に。この感染しやすくなった状態を「易感染性（えきかんせんせい）」と表現することもあります。

本来は、白血球が細菌や異物を早期に発見、早期に処理してくれるところですが、動脈硬化が起きているとそれができず、感染が広がって、重症化のリスクを高めてしまうのです。

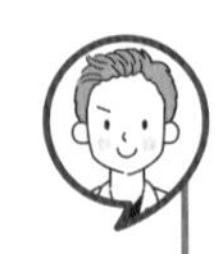

糖尿病性壊疽（えそ）

糖尿病と感染症には深い関係があることをご理解いただいたところで、皆様、人間がよくぶつけてしまう部位があるというのをご存じでしょうか。実は足の小指は、気づかないうちに意外とぶつけていたりするんです。

本来、手であっても足であっても、血液はきちんと隅々まで届き、酸素や栄養が運ばれます。しかし、高血糖が長く続いていたり、動脈硬化が進んでいたりすると、血液循環が悪化し、酸素や栄養が不足。それが、細胞の壊死や潰瘍につながってしまうことがあります。ちなみに、潰瘍というのは、「えぐれている状態」だと思うとわかりやすいかと思います。

例えば、足の血液循環が悪くなっていたとして、白血球は患部に向かうことが難しくなります。このとき、もし足をぶつけて小さな傷ができ、そこから細菌が侵入してしまえば、それを止める術はなく、どんどん感染が進行。細胞の壊死や潰瘍につながってしまいます。

この状態を、糖尿病に合併する壊疽と書いて「糖尿病性壊疽」と呼びます。糖尿病性壊疽を防ぐには、早期発見と早期診断、早期治療の開始が必要。そして何より、普段から血糖をコントロールして、動脈硬化を進行させないことが重要です。

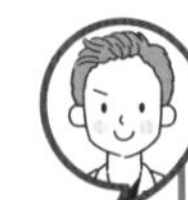

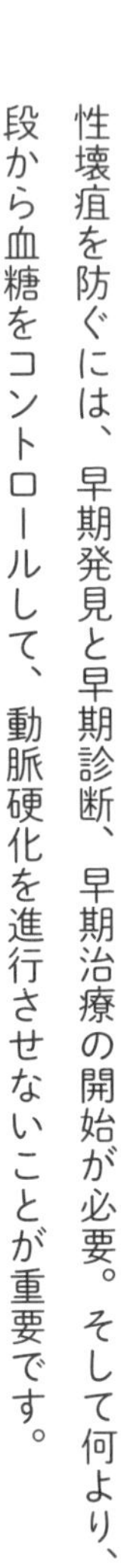

糖尿病と心臓病（不整脈、心筋梗塞、心不全）

心臓のまわりにある血管を「冠動脈」と呼びます。心臓は、心筋細胞という細胞の集まりです。心筋細胞同士が電気信号のやり取りをしたり、一緒に連動して収縮したりします。「冠動脈は心臓の細胞を栄養としているため、もし冠動脈が動脈硬化を起こしてしまうと、それらがうまく機能しなくなってしまいます。

電気信号のやり取りがうまくできず、心臓が収縮するタイミングがずれてしまうことを「不整脈」といいます。電気がうまく流れないため、きれいに脈を打ってくれない状態ですね。

さらに、動脈硬化を起こしている場所から血液が流れなくなって、血管が詰まってしまっている状態を「心筋梗塞」といいます。発症すると、心筋細胞がダメージを受け、不整脈や心臓が力強く収縮したり拡張したりできなくなり、身体中に血液をうまく送れなくなる、「心不全」なってしまうおそれがあるのです。

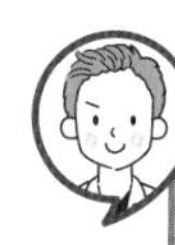

糖尿病と脳卒中・脳血管障害（脳梗塞、脳動脈瘤、脳出血）

血糖値が高い状態が続いていると、脳の血管にも動脈硬化を引き起こします。すると、脳の血管が詰まりやすくなり、血液が流れにくくなってしまいます。この状態を「脳梗塞」といいます。脳梗塞になると、脳が普段行っていること、例えば、身体を動かしたり、身体が受けた感覚を感じたりすることができなくなってしまいます。前者を「運動麻痺」、後者を「感覚麻痺」といいます。

ここで想像していただきたいのですが、心臓から送り出された血液は、どの部分に強くぶつかってしまうのでしょうか。

答えは、柔らかい場所です。動脈硬化によって硬くなった部分以外の血管は、柔らかいまま。確かに、硬い場所にも圧力はかかりますが、血管がふにゃっと伸びてくれないぶん、柔らかい部分により圧力がかかり、柔らかい部分が膨らんでしまいます。これを「動脈瘤」と呼び、脳の血管で起こった場合には「脳動脈瘤」と呼ばれます。

さらに話は続きます。高血糖の状態が続くと、身体中の血管が硬くなってしまい、心臓は相当な力で血液を送り出す必要が出てきます。つまり、血圧が高くなってしまうということ。皆様ご存じの通り、この状態を「高血圧」と呼びます。もし高血圧の状態で脳動脈瘤に向けて血液を送り出してしまうと……。そうなんです。脳動脈瘤が破裂。これを「脳出血」と呼びます。

脳梗塞や脳出血のことを、脳の血管が障害されている状態、つまり「脳血管障害」

や「脳卒中」と呼びます。高血糖が続いた状態は、例外なく、脳にも悪影響を与えてしまうんです。

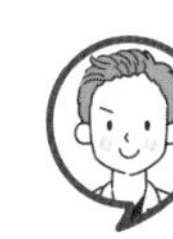

糖尿病網膜症

糖尿病網膜症は、糖尿病という病気が目の中の一部である「網膜」という部分に影響を及ぼす状態。糖尿病を放置し続けると、血糖値の高さが網膜の血管に影響を与え、問題が起こる場合があります。

網膜は目の中にある感光性の組織で、私たちが光を感じるために必要な役割を果たしています。糖尿病網膜症では、高血糖が網膜の小さな血管にダメージを与え、血管が腫れたり、詰まったりすることがあります。これにより、視力を支える血液や酸素が十分に届かなくなり、網膜が損傷するおそれがあるのです。

初期の段階では症状を感じないことが多く、気づかないまま進行してしまう場合もあります。しかし、進行すると視界がぼやけたり、視野が狭くなったりするなど、視力に影響を及ぼす危険性が高まります。重症の場合、失明のリスクも——。

糖尿病網膜症を予防するには、日ごろから血糖値をコントロールすることが大切。早期発見と適切なケア、定期的に検査を受けることで進行を遅らせることも可能です。もし進行してしまっている場合も、眼科医が提案する適切な治療を受けていただくことで視力を守ることができます。

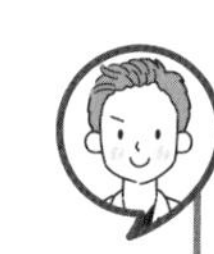

糖尿病と腎臓病（糖尿病性腎症）

糖尿病患者は、腎臓の健康に影響を与えるおそれが高まります。とても重要なことなので、詳しく解説していきますね。

腎臓は、体内で非常に重要な役割を果たす臓器です。血液中の老廃物や余分な物質、不要な塩分、余分な水などをろ過して尿を生成し、体外に排泄。体内の不要な物質を取り除き、体液のバランスを調整し、血液を清潔に保つ役割を果たします。

腎臓には体内の水分量を調節し、体液のバランスを維持するという重要な役割もあります。必要なときには体内の水分を保ち、不要なときには排泄することで、適切な水分バランスを保持。体内の代謝や調節を正常に保つ重要な役割を果たしているのです。腎臓の健康を維持することは、全身の健康に欠かせない要素だといえますね。

糖尿病性腎症は、長い間、血糖値の高い状態が続いたことで、腎臓の小さな血管に影響が生じ、腎臓の機能が低下した状態のこと。

糖尿病性腎症が進行すると、腎臓が血液中の有益な成分までろ過して、たんぱく質や血液中の重要な物質が尿中に漏れ出てしまうことがあります。この現象を「たんぱく尿」と呼び、腎機能が悪化しているサイン。このまま進行すると、最終的には「慢性腎臓病」に進展するおそれも……。この段階になると、腎臓の機能がほとんど失われてしまい、透析や腎移植が必要になることもあります。

糖尿病性腎症の予防には、血糖値を適切に管理することが重要。合わせて、高血圧や高コレステロールなど、他のリスク因子もコントロールすることが大切です。

定期的な医師の診察や検査を受けることで、早期に腎症の兆候を捉え、適切な対策を取ることができます。健康な腎臓を守るためにも、生活習慣の見直しや医師との連携を大切にしてくださいね。

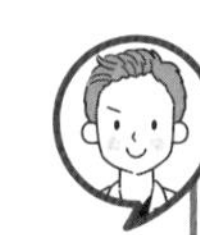

糖尿病性神経障害

神経は体の中で情報を伝えたり、感じたりする役割をしていますが、高血糖が続くと、ダメージを受けてしまうことがあります。この状態を「糖尿病性神経障害」といいます。

とくに、末梢神経に起こる場合が多いとされ、なかでも、感覚神経が影響を受けると手足にしびれや痛みが生じ、自律神経が影響を受けると、めまいや立ちくらみといった症状が出ることもあります。

糖尿病性神経障害は、生活の質に影響を与えることがあるため、血糖値の管理が大切。医師の指導に従って食事や薬の服用を工夫し、規則正しい生活を心がけると、神経障害の進行を遅らせることが可能です。

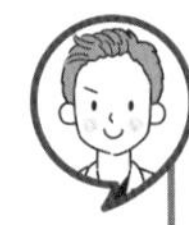

糖尿病と歯周病

高血糖の状態が長く続くと、体の免疫力が弱まり、歯ぐきや歯の周りの状態が悪くなることもあります。すると、歯ぐきの炎症が進みやすくなり、歯ぐきが腫れたり、出血したりすることも……。つまり、歯ぐきの健康が損なわれるため、歯周病が進行するおそれが高くなるというわけです。

歯周病が進行すると、口内の炎症が体全体に広がる危険性があり、これが糖尿病の血糖コントロールを難しくする場合もあるとされています。糖尿病と歯周病は、お互いに悪循環を引き起こすことがあるのです。

糖尿病になってしまっている方は、とくに歯の健康に気をつけることが大切。定期的な歯科の受診はもちろん、日ごろから適切な歯磨き、歯間清掃を行うことで、歯周病のリスクを軽減させることができます。健康な歯と歯ぐきは、糖尿病のコントロールにも役立つことを覚えておいてください。

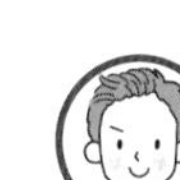

糖尿病とうつ

糖尿病とうつ病にも関係がある事はご存じでしょうか。

糖尿病では血糖値をコントロールするために、食事や運動など、日常的なケアや制約が必要になり、これがストレスとなって重くのしかかります。また、血糖のコントロールは、すい臓という得体のしれない臓器の機嫌をうかがいながら生活しなければならないことと同義なので、ストレスや将来の不安につながってしまうことが多分にあります。

実際、糖尿病の患者さんの30パーセントにうつ症状があるといわれており、13パーセントは不安障害、11パーセントはうつ病と診断され、5・7パーセントは抗うつ薬を服用しているとの報告もあります。うつ病になると運動不足になりがち。すると、血糖コントロールがより難しくなって、糖尿病になりやすくなるという悪循環に陥ってしまう危険性も指摘されています。

逆にいえば、精神面を整えることができれば、血糖値のコントロールにつながり、血糖値のコントロールができれば精神面も支えてくれると考えることもできます。心と身体は別々なように感じることもありますが、糖尿病には様々な疾患が関係していて、心の病も例外ではないことを覚えていていただければと思います。

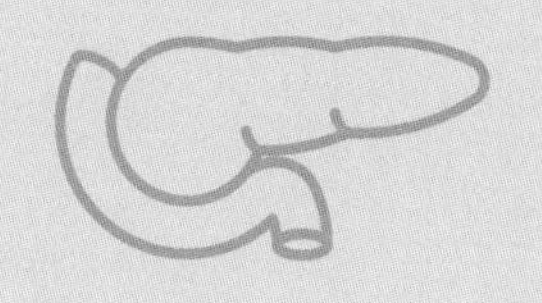

第4章

糖尿病を制すには、
すい臓を整えて、
血糖コントロールの
技術を身につけよ！

第４章では、糖尿病の薬を使わない治療法をお伝えします。血糖コントロール技術を身につけることが、すい臓を大切にすることにつながり、糖尿病をコントロールする力になります。

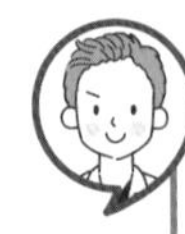

血糖値をコントロールして、すい臓を大切にする！

復習になりますが、全身に栄養をいきわたらせるため、血液中には栄養が多く溶けています。その中には、糖質がありました。「血液中の糖質」と書いて血糖といい、血糖の値を血糖値といいます。血糖を全身に取り込ませる役割を持つホルモンがインスリンで、インスリンを出す臓器がすい臓でございました。すい臓が血糖をコントロールしているから、正常値である100前後で安定できているわけです。

さて、食事で糖質をとれば、そのぶん吸収されて血糖値は上がります。量が多ければ、当然、そのぶん血糖値も上がります。すい臓が一生懸命頑張ってインスリンを分泌する必要がでてきます。すい臓に負担がかかっていますよね？

つまり、すい臓を大切にするためには、血糖値をコントロールすることが大事だという理屈になります。ようは、**血糖値さえ自分でコントロールできれば、すい臓を大**

切にできるというわけですね。では、具体的に血糖値をコントロールする方法を説明して参りましょう。

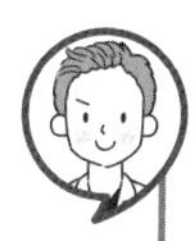

薬を使わない糖尿病の治し方①

食事をコントロールして、すい臓を大切にする

食事をコントロールすることは血糖値をコントロールすることに直結し、血糖値をコントロールすることはすい臓を大切にすることに直結するというのは、もうすでにイメージできているのではないでしょうか。

では実際、どのような食事をとればよいのでしょうか。ポイントは**「血糖値が上がり過ぎないようにする食事」**です。

血糖値が上がり過ぎてしまう食事は、わかりやすくいえば、**「糖質の量が多い食事」**。例えば、白米であれば、ご飯１杯普通盛り（１５０グラム）で、糖質の量は約58グラム。１日のあいだにご飯を３杯食べれば、糖質は１７４グラムを超えます。もし、それが大盛りであれば、血糖値は一気に上がって、すい臓にかなりの負担がかかってしまいます。

他にも、食パンであれば、６枚切りの１枚（60グラム）で、糖質の量は約30グラム。もし、１日のあいだにパンを１斤食べてしまったら……。単純計算で、ご飯３杯分とほぼ同じ糖質量になってしまいます。

どんどんいきましょう。ラーメンであれば１玉１２０グラムで、糖質約64グラム。替え玉を２回注文してしまえば、ご飯３杯よりも、多い糖質量になってしまいます。

このように、血糖値の上がりやすい食事を知ることで「昼はラーメンを食べたから、夜は少し糖質の少なめな食事にしよう！」という、すい臓にやさしい食生活を意識することができるわけです。血糖値やＨｂＡ１ｃが安定する、私のおすすめ食材を紹介します。糖の取り過ぎに注意しつつ、ぜひ、食生活に取り入れてみてください。

血糖値やHbA1cが安定する食材10選

ブロッコリー　アボカド　にんじん　ブルーベリー
いちご　アーモンド　ナッツ　ヨーグルト
オリーブオイル　レタス

薬を使わない糖尿病の治し方②

食べ方をコントロールして、すい臓を大切にする

血糖値が急激に上がると、すい臓はたくさんのインスリンを短時間に分泌しなければならなくなるので、すい臓にとても負担がかかってしまいます。そこで、おすすめなのが、**「食べる順番」**と**「食べるスピード」**を意識した食べ方です。

まず、食べる順番ですが、主食（ご飯や麺類）から食べてしまうと、さっそく吸収が始まって、さっそく血糖値が上がってしまいます。最初は、胃の中にみそ汁（汁もの）を入れてあげましょう。みそ汁は液体なので、胃の底の部分にたまってくれます。

次に主菜・副菜。胃の中のみそ汁に、ドカドカと落ちていくイメージです。例えば、キャベツや白菜などでしたら、上野公園の不忍池に咲く蓮（はす）のように、鮮やかに浮いてくれることでしょう。

最後に主食。すでに胃の中にあるみそ汁や野菜の上に主食がのっかるので、ゆっくり分解・吸収され、血糖値の上がり方も穏やかになるというわけです。

食べるスピードについても理解を深めましょう。ゆっくり食べることにより、当然、血糖値の上がり方は緩やかになります。しっかり時間を使って、よく噛んで食べることで、胃やすい臓が必要以上に消化液を出さずに済みますので、胃にも、すい臓にも負担がかかりにくくなるのです。

血糖値を上げない、食べ方のポイント

- みそ汁は具だくさんに!
- 〜し・な・が・ら、食べないで!
- とにかくゆっくり食べて!
- 噛まなきゃいけないものを選ぶ!
- 間食や夜食を常備して!

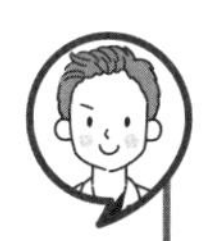

薬を使わない糖尿病の治し方③

運動をコントロールして、すい臓を大切にする

皆さん、血糖値を下げる方法が食生活だけだと思っていませんか？ じつは、そうではないんです。

そもそも血糖は、身体中の臓器（細胞）が利用してエネルギーを作り出すためのも

の。逆にいえば、身体中の臓器が糖を利用してくれれば、必然的に血糖値は下がっていくというわけです。つまり、エネルギーをたくさん作って、たくさん使えばいいんですね。

さて、よりたくさんエネルギーを使う方法といえば……。運動ですね。運動は、身体中の筋肉をたくさん使って、身体を動かす行為です。例えば、体重50キログラムの人が散歩をすれば、50キログラムの身体を動かせるだけの筋肉を使うことになりますし、体重が100キログラムの人が散歩をすれば、100キログラムの身体を動かせるだけの筋肉を使うことになります。

なので、どうしてもたくさん食べたいという患者さんには、「そのぶん、たくさん運動することが大切ですよ」と説明しています。食事は、楽しい人生を過ごすためにとても大切なもの。**「食事を楽しみ、運動も楽しめれば最高！」**というわけです。運動をしっかりして、血糖を下げる手伝いをして、すい臓をサポートしてあげましょう。

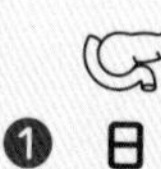

日常生活に運動を取り入れる3つのコツ

❶ 呼吸法でインナーマッスルを鍛える
❷ 人目や数字を意識する
❸ 運動が面倒なら、階段を使って、電車では立つように

薬を使わない糖尿病の治し方④

睡眠をコントロールして、すい臓を大切にする

血糖値をコントロールするために、人間は身体の中でたくさんのことをしています。例えば、血糖値が低いときには、脳に働きかけてイライラさせたり、摂食行動を促したりします。お腹が空くとイライラして、ご飯を食べると落ち着いたりしますよね。これは、血糖値を正常に維持するための仕組みなんです。

この仕組みには、とても大切なポイントがあります。その名も**「成長ホルモン」**。成長ホルモンは睡眠中に分泌され、血糖値を上げるような働きをします。寝ているあいだはご飯を食べることができないため、肝臓でグリコーゲン（糖の塊だと思ってください）というものを分解して、グルコース（糖）を作り出し、血液中に流して血糖値を維持しているというわけです。

しかし、もし睡眠不足だと、本来であれば睡眠中に分泌されるはずの成長ホルモンがうまく分泌されず、血糖値が低い状態で朝を迎えることに。この状態で朝食を食べると、血糖値が急激に上昇してしまって、すい臓に負担をかけてしまうのです。

睡眠不足は、身体中でインスリンが効きにくくなってしまうこともわかっています。その状態を「インスリン抵抗性」といいましたね。インスリンが効きにくくなってしまうことは、血糖値が下がらないばかりか、すい臓が「もっともっとインスリンを出さないといけない状態」になってしまうということでもあります。

すい臓を大切にしたいと思う場合、睡眠の質には気を付けないといけません。

睡眠を妨げるNG行動5選

❶長時間のお昼寝
❷寝すぎ
❸寝る前に〝考える〟くせ
❹不眠の薬を飲む
❺睡眠時間に目標を立てる

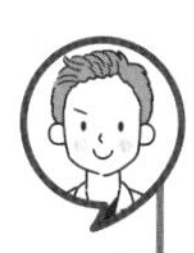

薬を使わない糖尿病の治し方⑤

ストレスをコントロールして、すい臓を大切にする

人間の身体の中には、血糖値をコントロールするためにたくさんの仕組みが備わっています。先ほどは成長ホルモンでしたが、今回ご紹介するのは「糖質コルチコイド」というホルモンです。

前述のとおり、糖質コルチコイドはストレスホルモンとも呼ばれます。副腎という臓器から分泌され、血糖値を上げる役割を担っています。とても強いストレス環境下に置かれている人だと、長い時間、糖質コルチコイドが分泌されるため、血糖値が高い状態で維持されてしまいます。

さて、血糖値が高い状態で、ご飯を食べたらどうなるでしょうか。余計に血糖値が上がって、余計にインスリンが分泌されて、余計にすい臓に負担をかけることになってしまいます。

ちなみに糖質コルチコイドは、体内で不要な炎症が起きないよう、免疫を調整してくれているホルモンでもあります。もし、ストレスの強い環境下で、糖質コルチコイドが多い状態を続けてしまうと、免疫力が下がって風邪をひきやすい状態になってしまう……、というのは、イメージしやすいのではないでしょうか（試験や受験、運動会や発表会などの直前に風邪をひいてしまうなど）。

それでなくても、日本はストレスの多い国とされています。糖尿病大国になる可能性が高いといわれるのも、これらが要因の１つです。ストレスが一切ない状態で過ごすことはできませんが、うまく付き合っていくことで自身の成長につなげることもできます。ストレスをうまくコントロールすることで、血糖値もうまくコントロールし、すい臓を大切にしていきましょう。

「ストレスをコントロールして、すい臓を大切にしましょう！」と言われて、「簡単じゃん。ふぉっふぉっふぉ、解決解決」なんていう人がいたら、ツワモノです。次からは、ストレスをため込まないための方法についてご紹介したいと思います。

○考え方をコントロールする

そもそもストレスというのは、人が生きていく過程で「生きるのを邪魔する障壁」のことをいいます。例えば、家族や同僚による暴言は精神的なストレスに、氷点下20度の環境下での生活は物理的なストレスになります。

なかでも、我々日本人にとって辛いものは、**「人間関係による、精神的なストレス」**ではないでしょうか。人間関係は切りたくても切れない場合や、うまくやろうと思ってもうまくやれない場合が多いもの。ですので、ストレスになりやすいんですね。

そこで、ストレスをため込まないようにする考え方の1つは、**「完璧主義をやめる」**こと。他人をコントロールしようとすると、それは必ずストレスにつながります。**「人は皆、誰もが完璧じゃないんだ。こういうことがあっても仕方ない」**と考えられるようになると、心が楽になるかもしれません。

完璧主義をやめる考え方は、人に対してだけではなく、自分に対しても有効です。例えば、「何でもっとうまくできないんだろう」「なんであの人を怒らせてしまったんだろう」と考えるときがあると思います。人は誰しも完璧ではなく、完璧である必要もない。なので、落ち込む必要もありません。

ストレスと完璧主義には深い関係があります。ストレスをすべて解決できる方法ではありませんが（どうしようもなく理不尽なストレスもあります）、ストレスが強いなぁと感じるときには、他人を変えることはできないので、自分の考え方に完璧主義がないか、確認してみるのもよいかもしれません。ストレスコントロールの方法を数多く身につけて、血糖値もコントロールし、すい臓を大切にしていきましょう！

○趣味をコントロールする

趣味を大切にすると、すい臓を大切にすることにつながる、なんて言うと、「医学的ではなさそうだな」と思う方もいるかもしれませんが、じつは深いつながりがあるんです。

皆さん、「**セロトニン**」というホルモンをご存じでしょうか。セロトニンは人が幸せを感じたときに分泌されるホルモンで、満腹感を感じさせ、過剰な食事にならないようにしてくれる効果があります。

とある研究では、セロトニンの分泌量が少ないと、身体の中でインスリンが効きづらくなって、血糖値をうまくコントロールできなくなってしまうという報告もあります。これを**「インスリン感受性の低下」**といいます。

セロトニンと血糖値には深い関係性があり、セロトニンの量をコントロールすることがインスリンの分泌量、つまり、すい臓を大切にすることにつながるというわけなんです。

趣味は、自分が好きでやっていることなので、強いストレスを感じることなく、心に余裕を、人生にゆとりをもたらしてくれます。皆さんのまわりにも、趣味が多く、人生が生き生きとしていて、困ったことがあったら友達と話して、笑って過ごしているような方がいるのではないでしょうか。

趣味がある方は趣味を大切にして、趣味がない方は自分が楽しいなと思う新しい趣味を見つけていただきたいと思います。

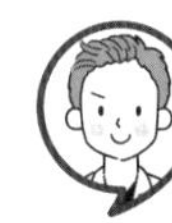

薬を使わない糖尿病の治し方⑥

脂質をコントロールして、すい臓を大切にする

すい臓には2種類の役割があります。1つはインスリンなどのホルモンを分泌する**「内分泌機能」**、もう1つは、すい液という消化液を分泌する**「外分泌機能」**です。

すい液には「リパーゼ」と呼ばれる脂質を分解する酵素が含まれており、人が脂質の多い食事をしたときに、大量にすい液を分泌して消化しようとします。つまり、脂質の多い食事は、すい臓に負担がかかります。

また、脂質の多い食事は「肥満」「脂質異常症」「内臓脂肪」「皮下脂肪」につながるわけですが、どれも身体の中に脂質が多くある状態を示します。血液中の糖質を多く使わなくても大丈夫な状態、いわゆる「栄養過多」な状態です。この状態は、すい臓がインスリンを分泌する量が減ってしまう「インスリン分泌低下」だけでなく、分泌されたとしても、血液中の糖が使われにくい状態「インスリン抵抗性」を引き起こします。

つまり、血糖値をコントロールするためには、脂質についても理解を深める必要があるというわけです。「少し複雑で難しい……」と考える人もいるかもしれませんが、脂質もまた、糖質と同様、食事や運動の正しい知識と実践によって減らすことができます。

脂質コントロールにおすすめな食材

大根　わかめ・昆布　納豆　ねぎ　白米　旬の魚

食べるとき、ちょっと気をつけたい食材

卵　マーガリン　カップラーメンのスープ
ココナッツ・オリーブオイル　ポテトチップスの油

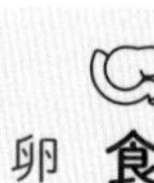

薬を使わない糖尿病の治し方⑦

血圧をコントロールして、すい臓を大切にする

血圧もすい臓と関係が深く、血圧のコントロールがすい臓を大切にすることにつながるので、少し丁寧に説明したいと思います。

復習です。血圧は**「血管の壁を押す圧力」**のことを指します。心臓がぎゅっと収縮することで血液を身体中に送り出しますが、その血液が血管の壁にぶつかる圧力のことを血圧というんでしたね。

では、血圧の高い状態が続いていると、どうなってしまうのでしょうか。血液は血管の壁にバシバシぶつかって、血管はダメージを受けます。ダメージを受けた部分は修復されて硬くなってしまいます。この状態が動脈硬化です。

動脈硬化が起きた血管の周りの臓器（細胞）には、うまく糖が取り込まれず、徐々に傷つき、インスリンも効きづらくなって、血糖値も下がりづらくなってしまいます。「インスリン抵抗性」になるわけですね。

血糖値が高い状態が続くと、それもまた血管の壁を傷つけて、動脈硬化を引き起こす……。負のループとなるわけです。

うまくコントロールして、すい臓を大切にしていきましょう！

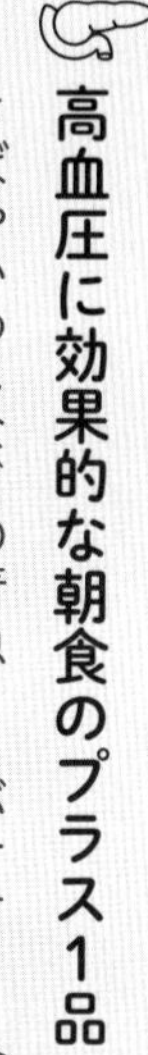

高血圧に効果的な朝食のプラス1品

さばやいわしなどの青魚　バナナ　食物繊維を含む食材

食事をコントロールして、すい臓を大切にする

血糖値が上がり過ぎる食事とは……？

糖質（炭水化物）を多く含む食品例

普通盛りご飯1杯（150g）

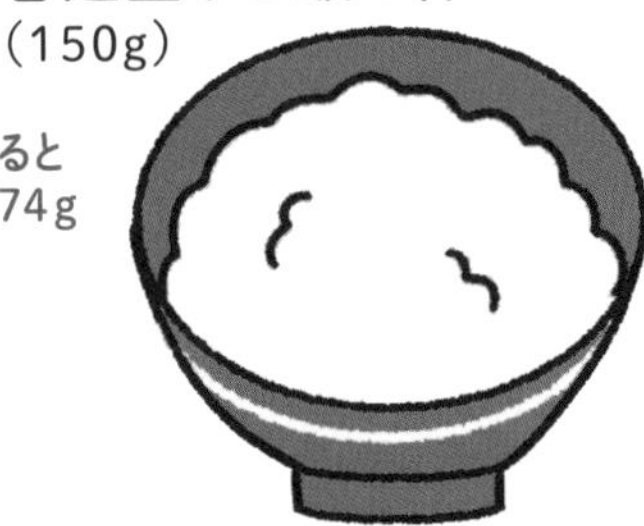

糖質 1杯だと 約58g

3杯食べると……約174g

6枚切りの食パン1枚（60g）

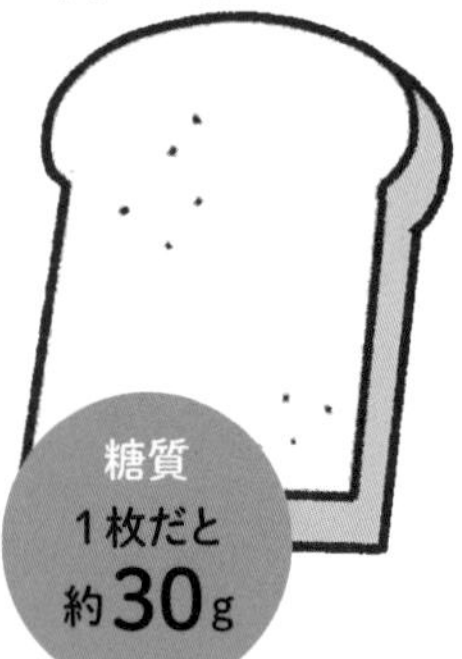

糖質 1枚だと 約30g

1斤食べると……約180g

ラーメン1玉（120g）

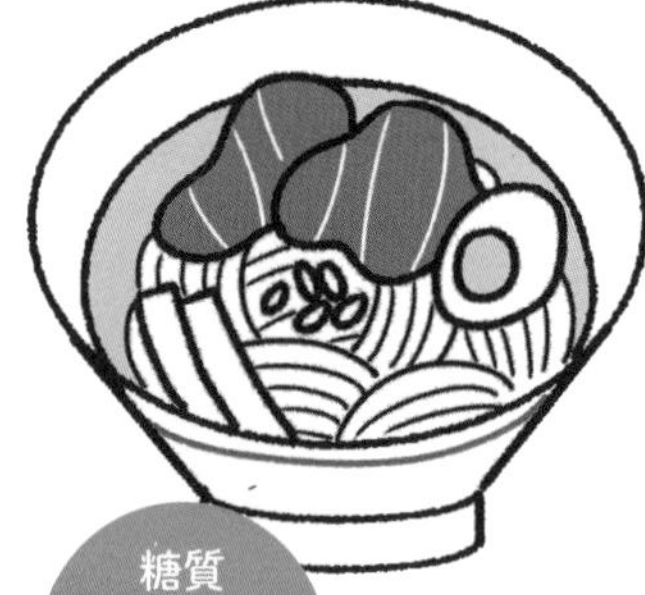

糖質 1玉だと 約64g

替え玉を2回注文すると……約192g

糖質量を知れば、「昼はラーメンを食べたから、夜は軽めにしよう！」など、調整する目安に！

血糖値やHbA1cが安定する食材10選

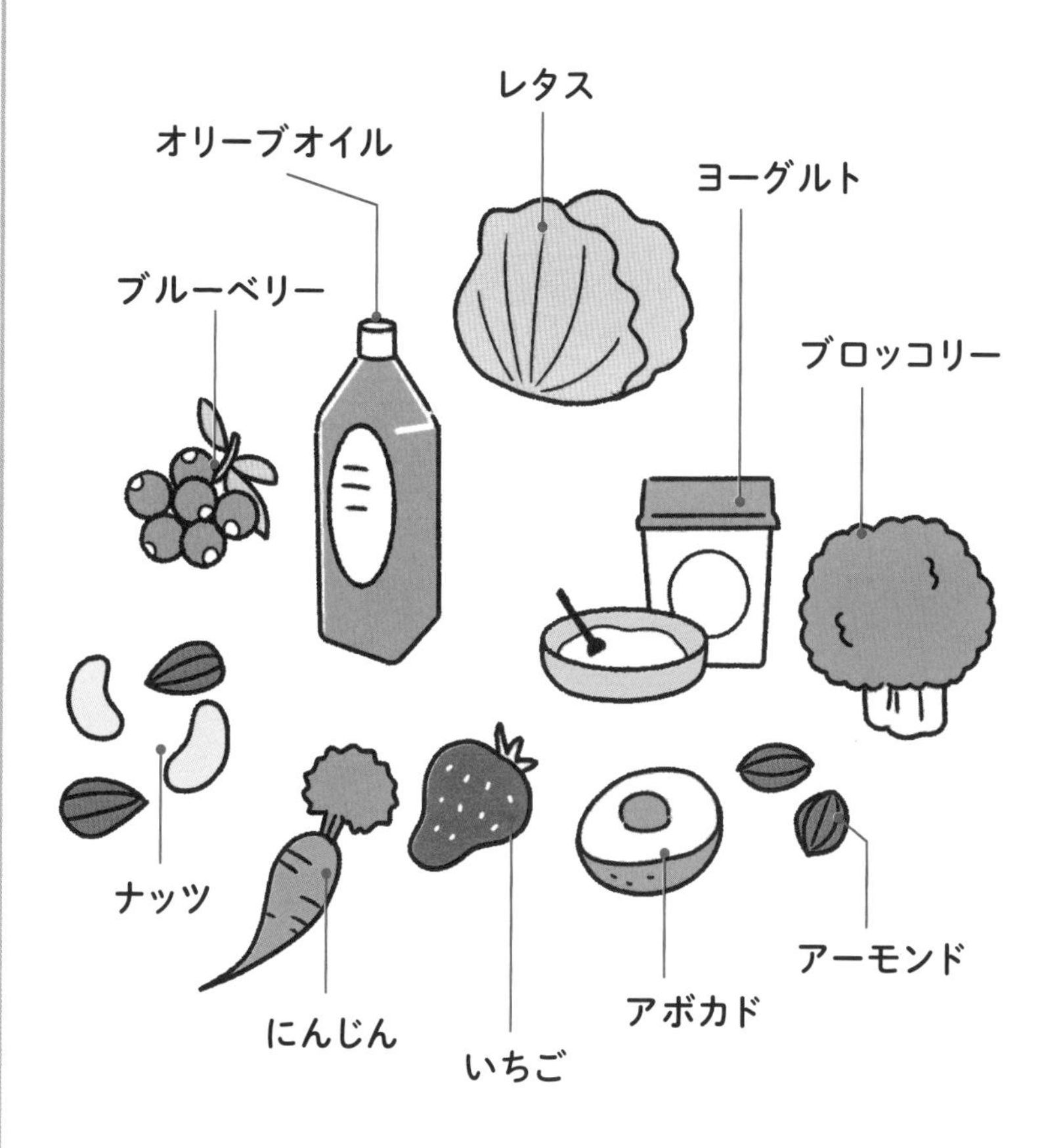

血糖値の上昇がゆるやかな食材や野菜、
果物などを積極的に取り入れて！

食べ方をコントロールして、すい臓を大切にする

血糖値を
急上昇させない順番は?

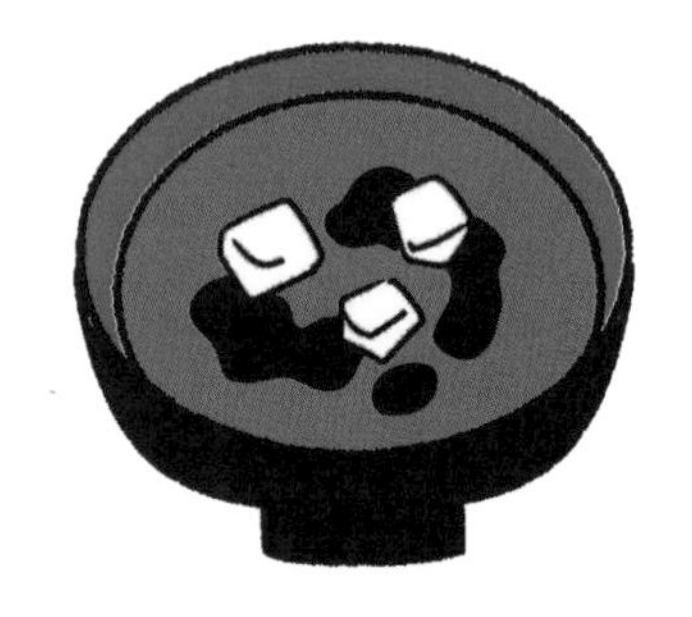

みそ汁

できるだけ
具だくさんに

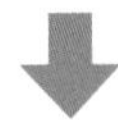

**主菜・
副菜**

たくさん噛まなければ
ならないような
食材がおすすめ!

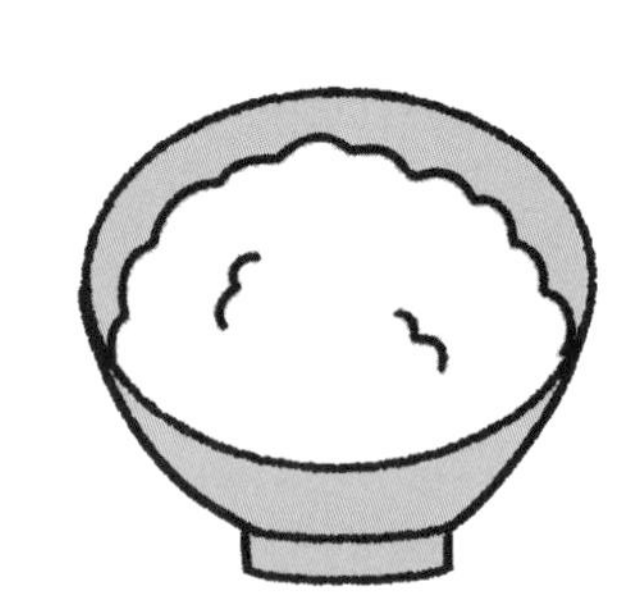

❸

主食

糖の量に注意して
摂取を

先に血糖値が上がりにくい食材をとっておくと、
血糖値の上がり方が穏やかに!

血糖値を
急上昇させないスピードは?

○ゆっくり時間をかけて食べる
△次から次へと
せかせか食べる

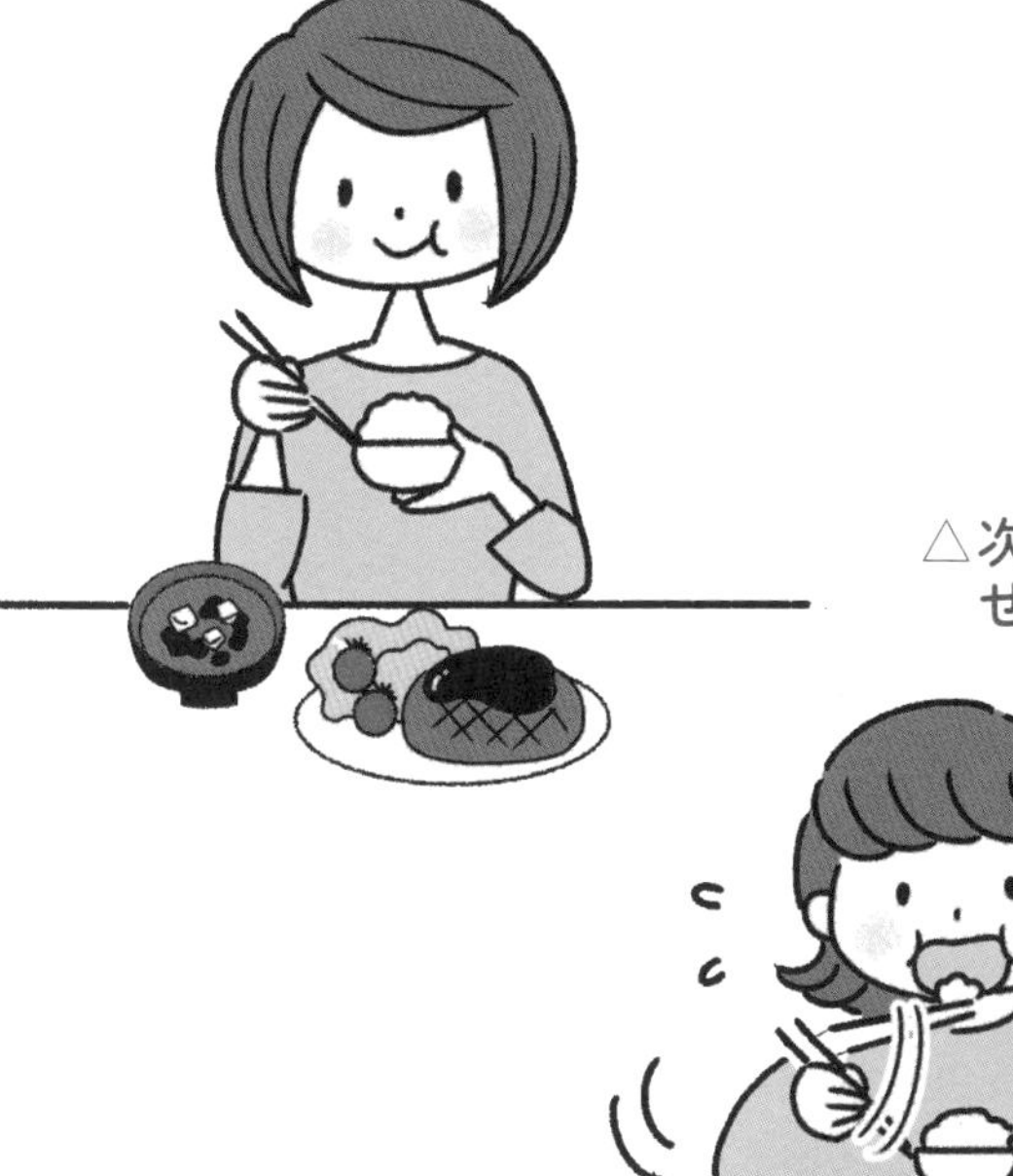

時間を使って、よく噛んで食べることで、
胃やすい臓への負担が軽減!

運動をコントロールして、すい臓を大切にする

日常生活に運動を取り入れる3つのコツ

❶ 呼吸法でインナーマッスルを鍛える

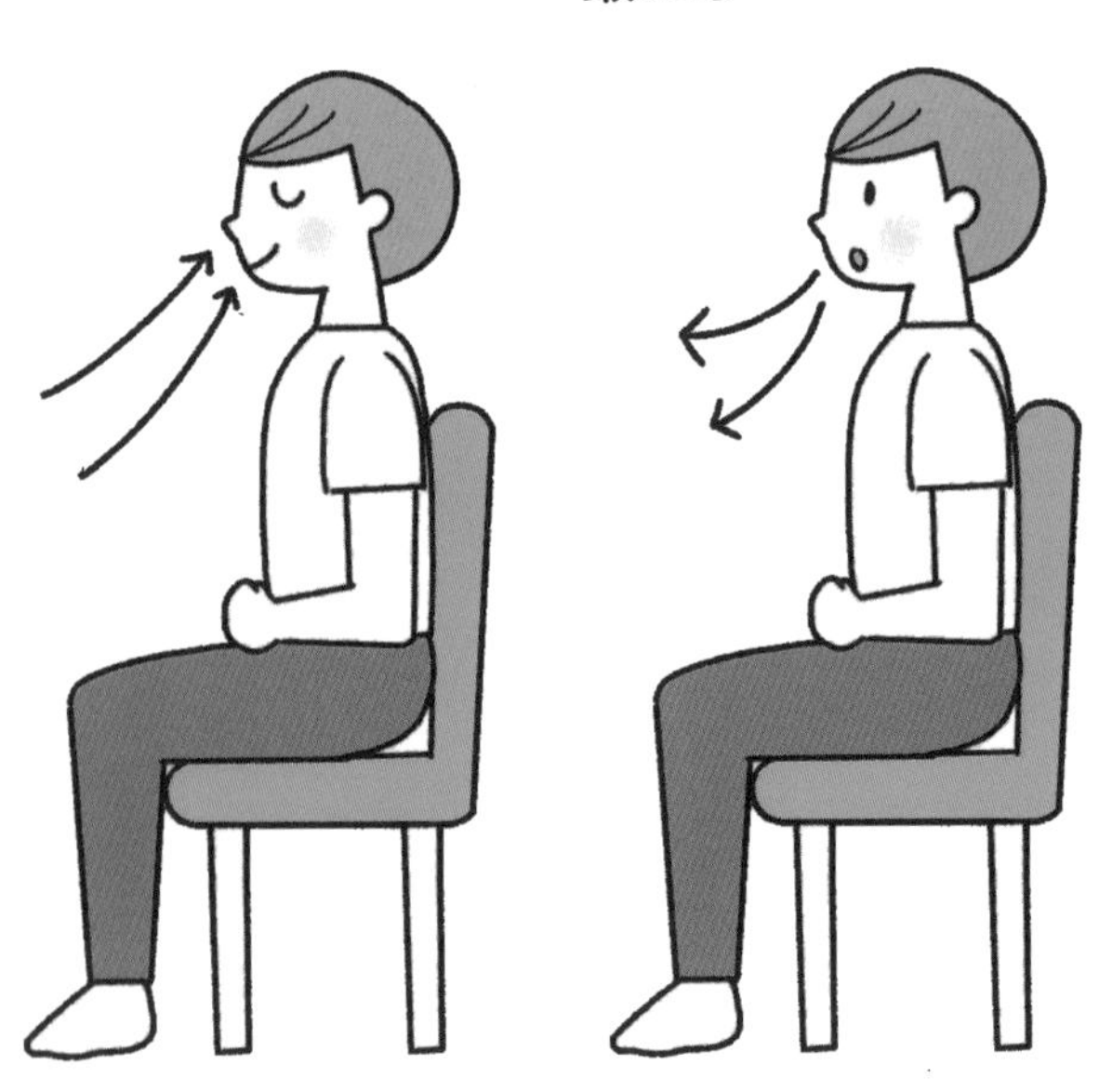

腹式呼吸を意識して!

2 人目や
数字を意識する
太った?
2kg増…
3
運動が面倒なら、
階段を使って、
電車は立つように

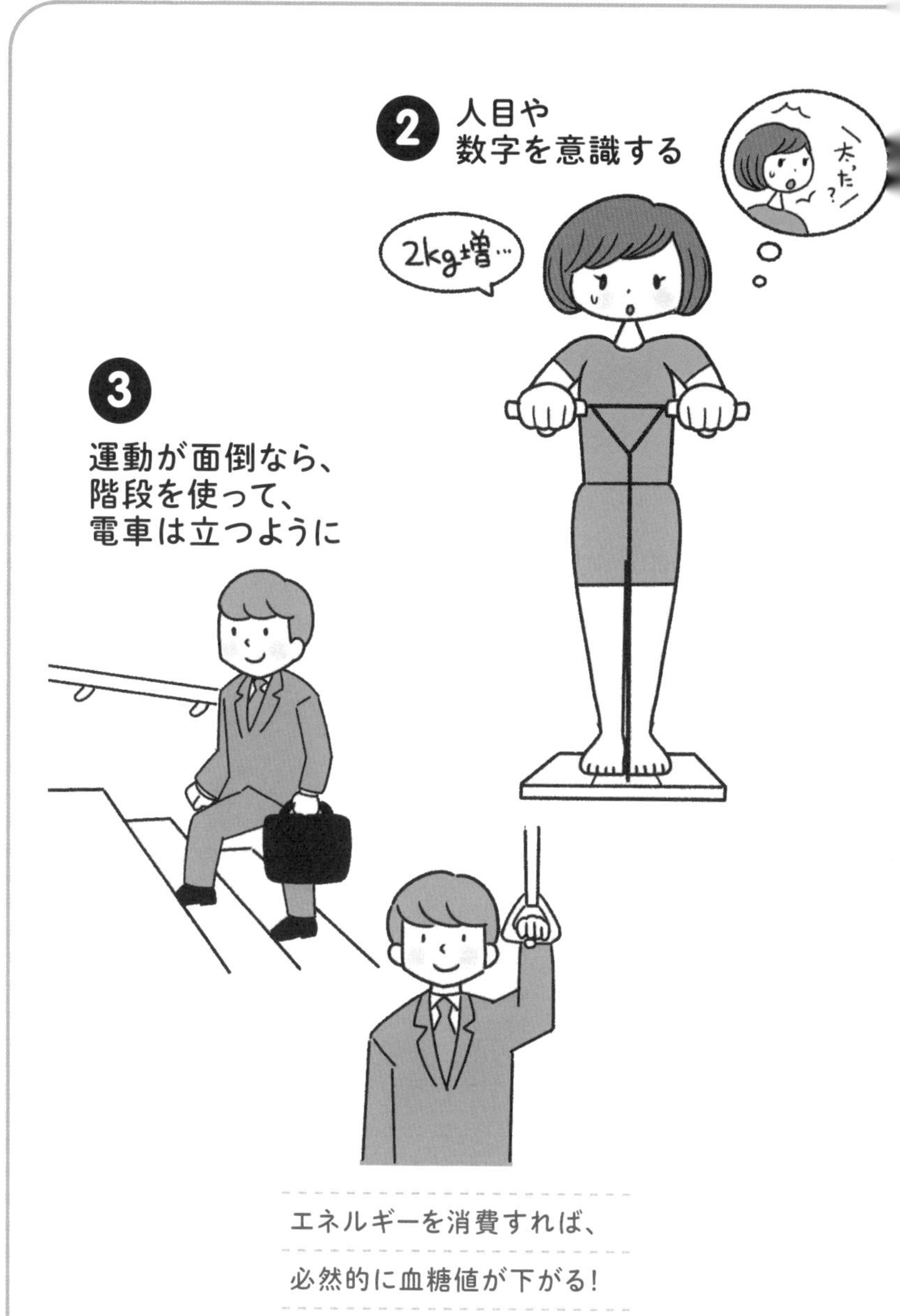

エネルギーを消費すれば、
必然的に血糖値が下がる!

睡眠をコントロールして、すい臓を大切にする

睡眠不足に
なっていると……

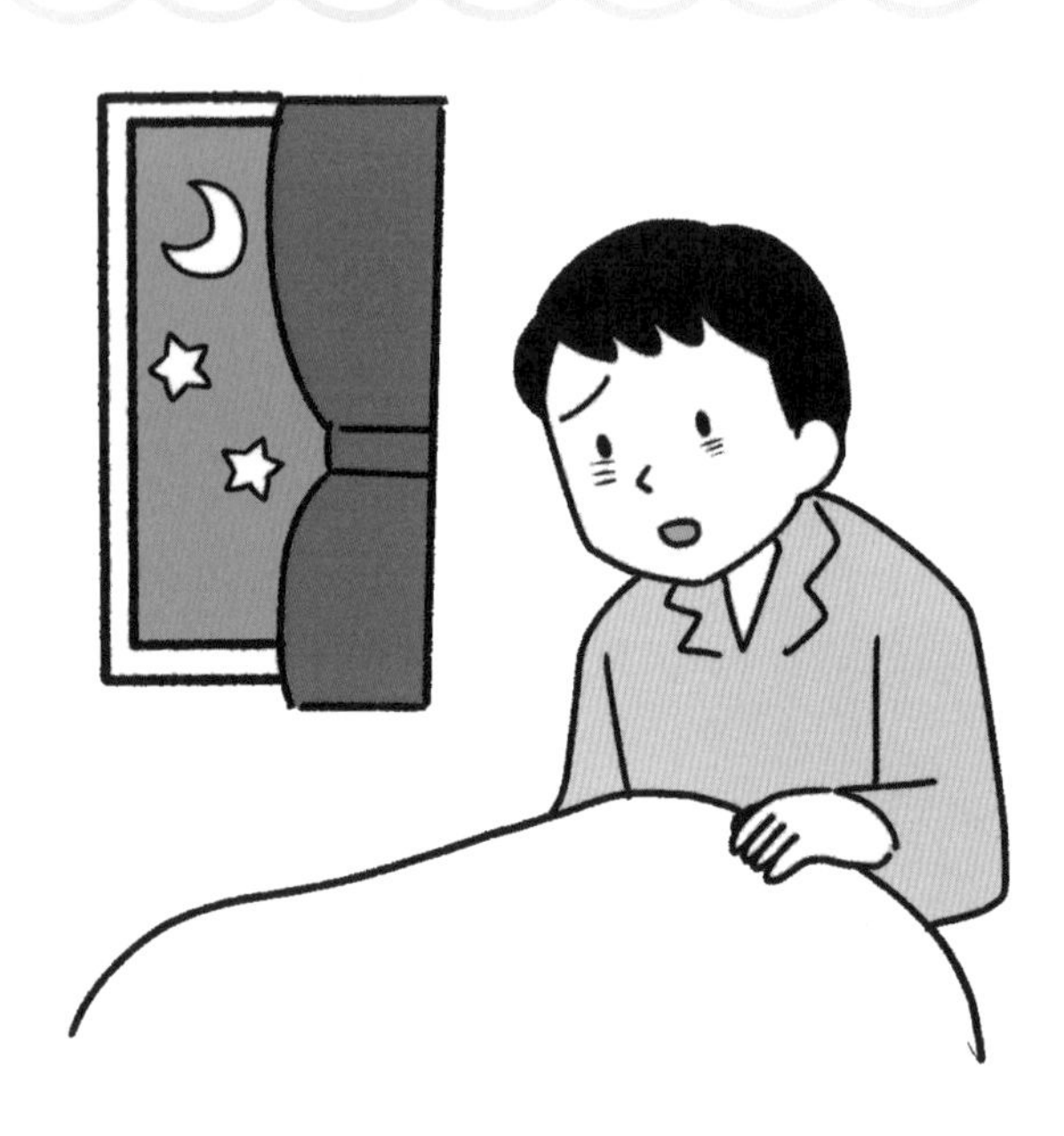

成長ホルモンがうまく分泌されず、
血糖値が低い状態に

朝食を食べたあと、血糖値が急上昇

すい臓に負担がかかってしまう

睡眠を妨げるNG行動5選

寝過ぎ

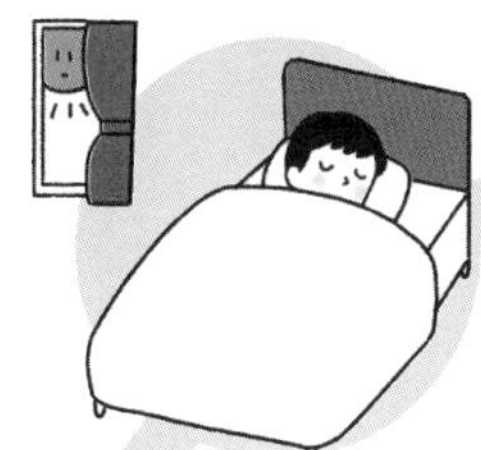

長時間のお昼寝

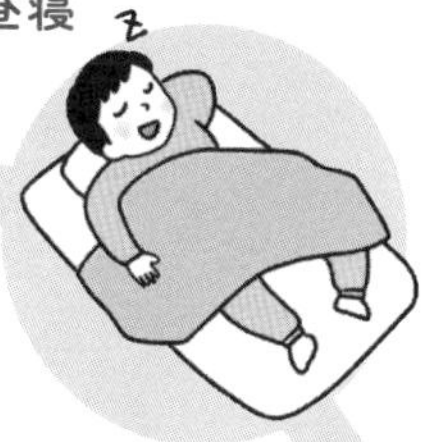

不眠の薬を飲む

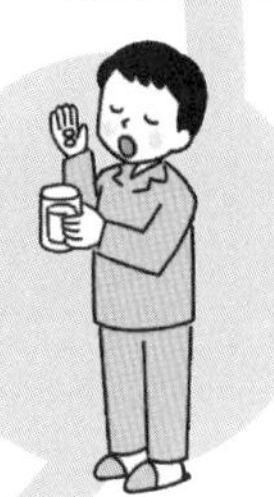

睡眠時間に目標を立てる

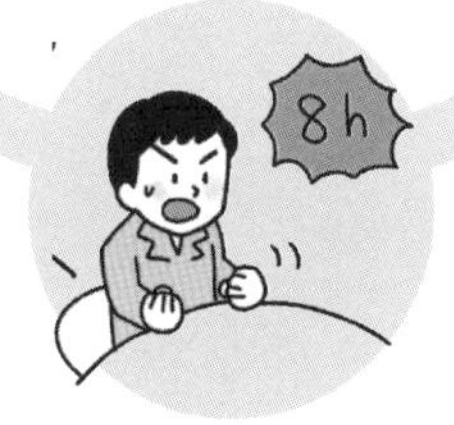

寝る前に“考える”くせ

質のいい睡眠をとれば、成長ホルモンが分泌され、血糖値も安定するように！

ストレスをコントロールして、すい臓を大切にする

考え方をコントロールする

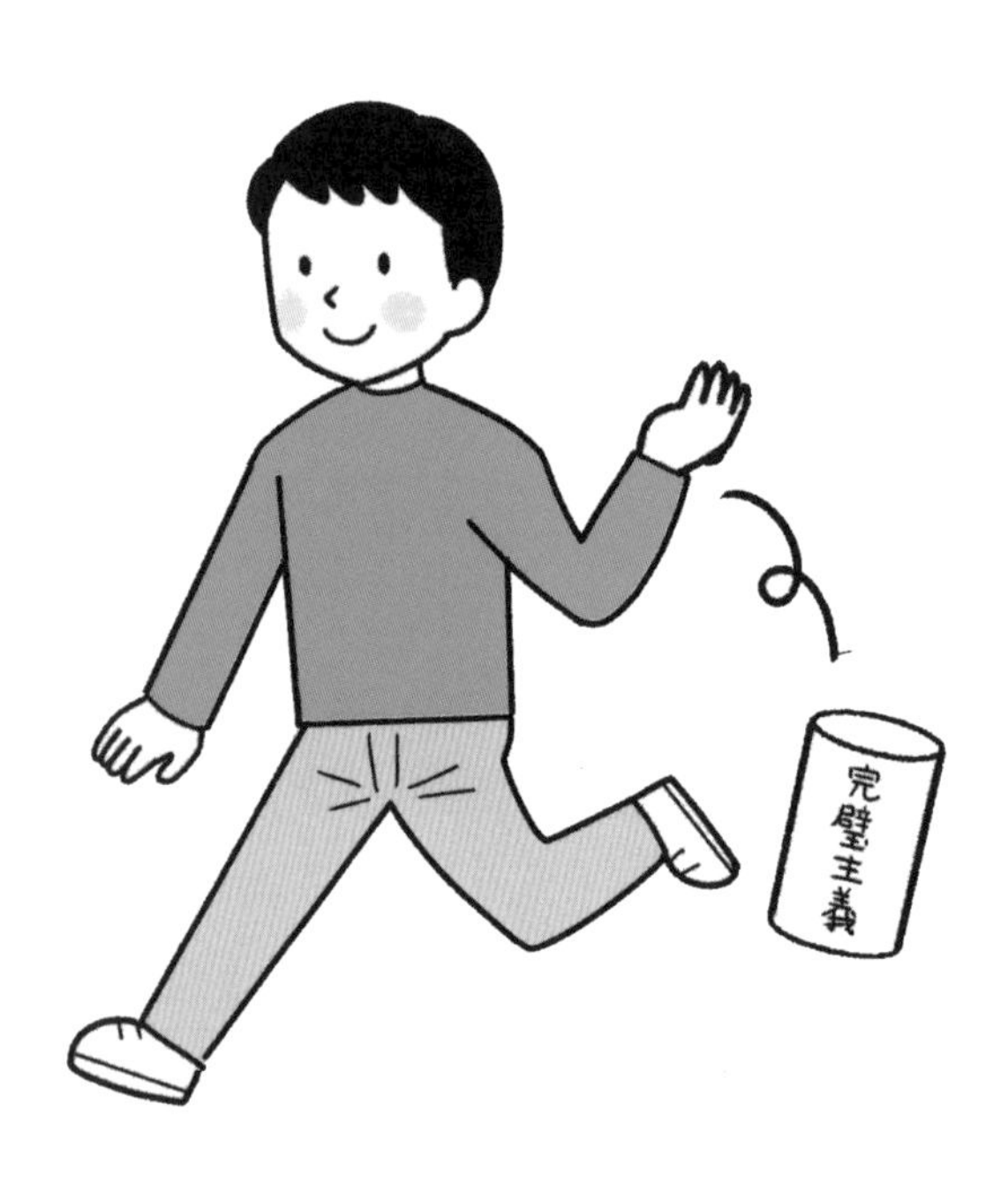

完璧主義をやめて、ストレスを軽減することがすい臓を健康に！

趣味を
コントロールする

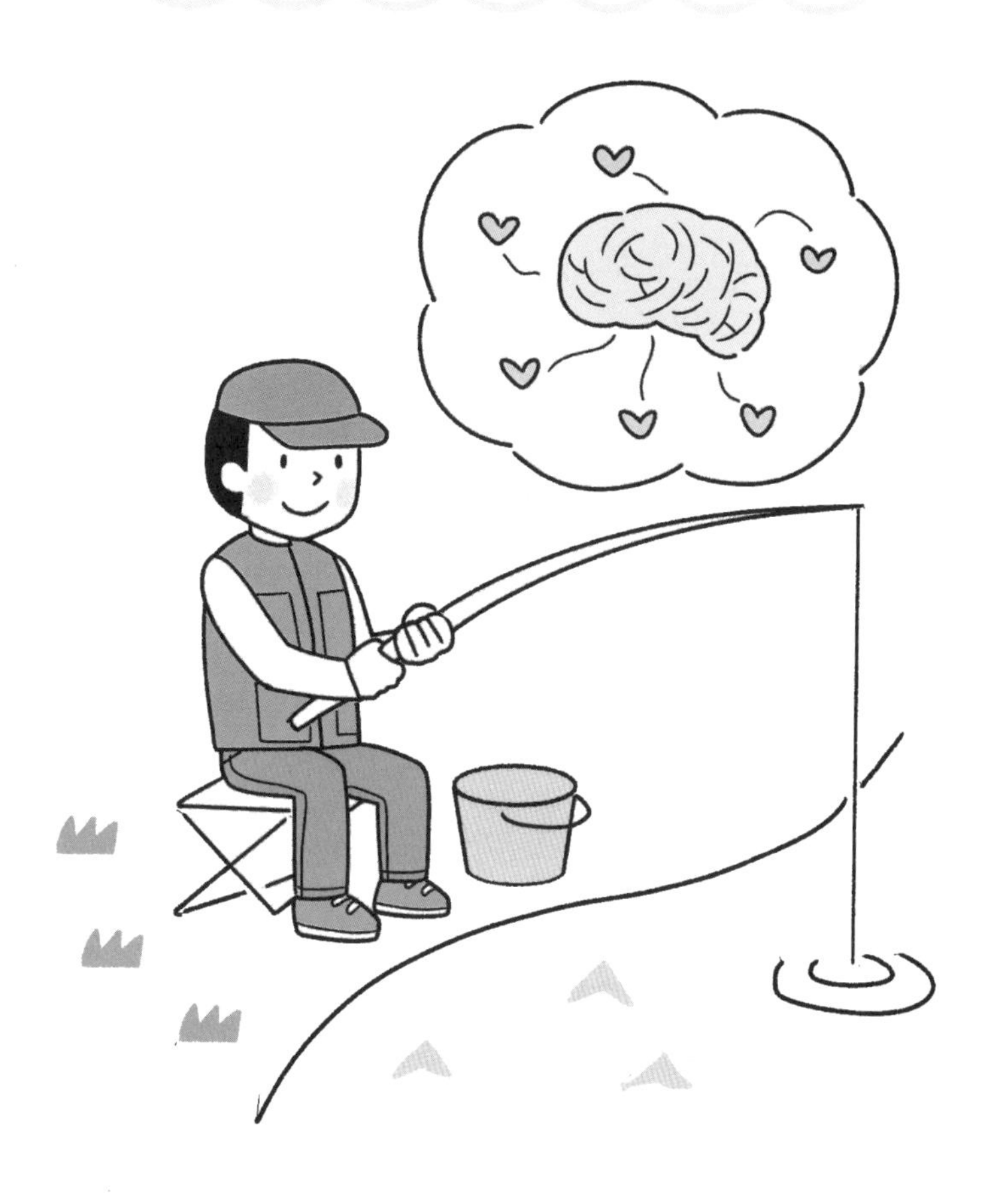

幸せを感じる時間を作り、セロトニンの分泌を
うながすことですい臓も元気に！

脂質をコントロールして、すい臓を大切にする

脂質の多い
食事が続くと……

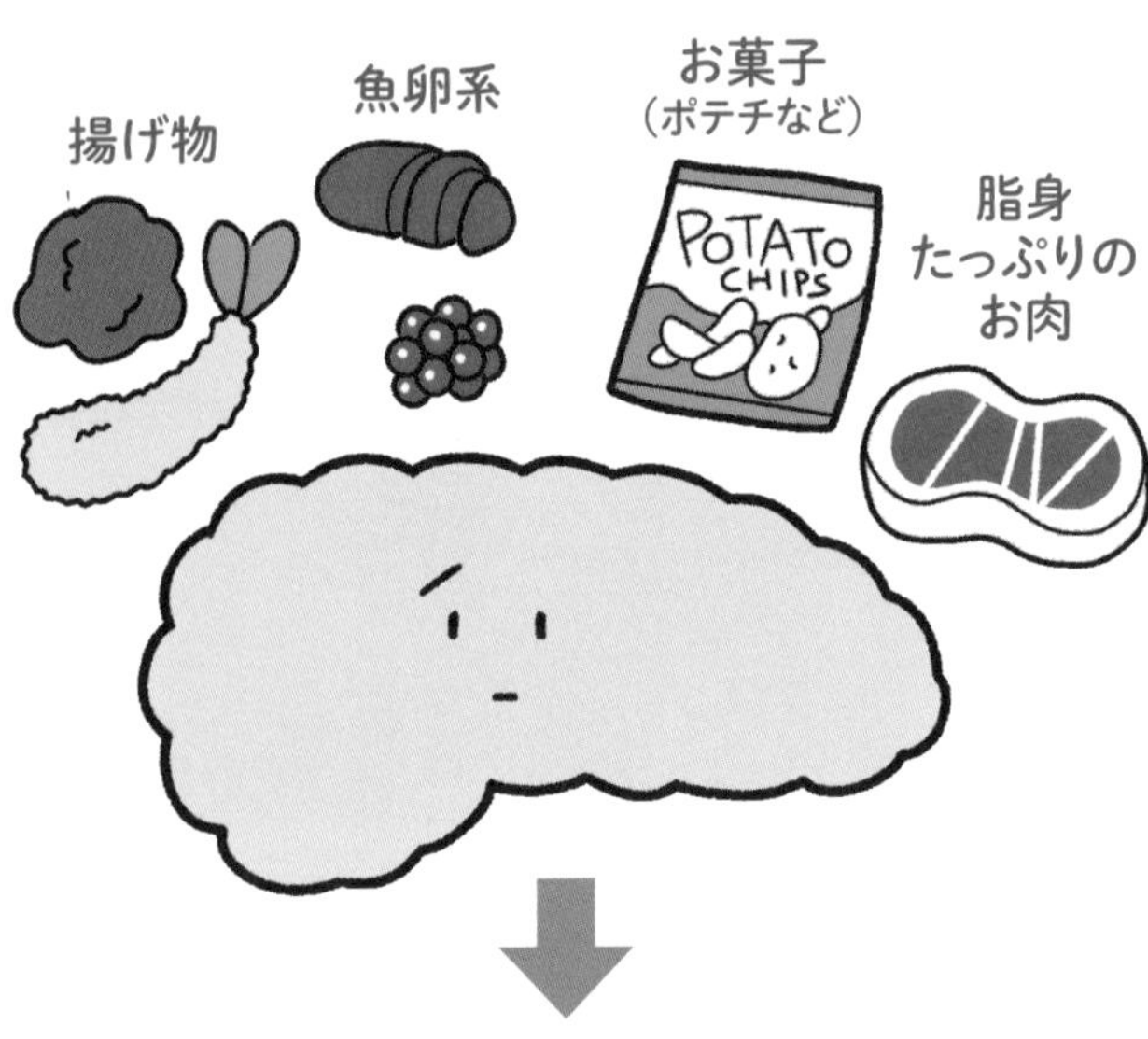

脂質を分解しようと、
大量にすい液が分泌されるため
負担がかかってしまう……

―― 食べるとき、ちょっと気をつけたい食材 ――

卵 ／ マーガリン ／ カップラーメンのスープ
ココナッツ・オリーブオイル ／ ポテトチップスの油

脂質コントロールに おすすめな食材

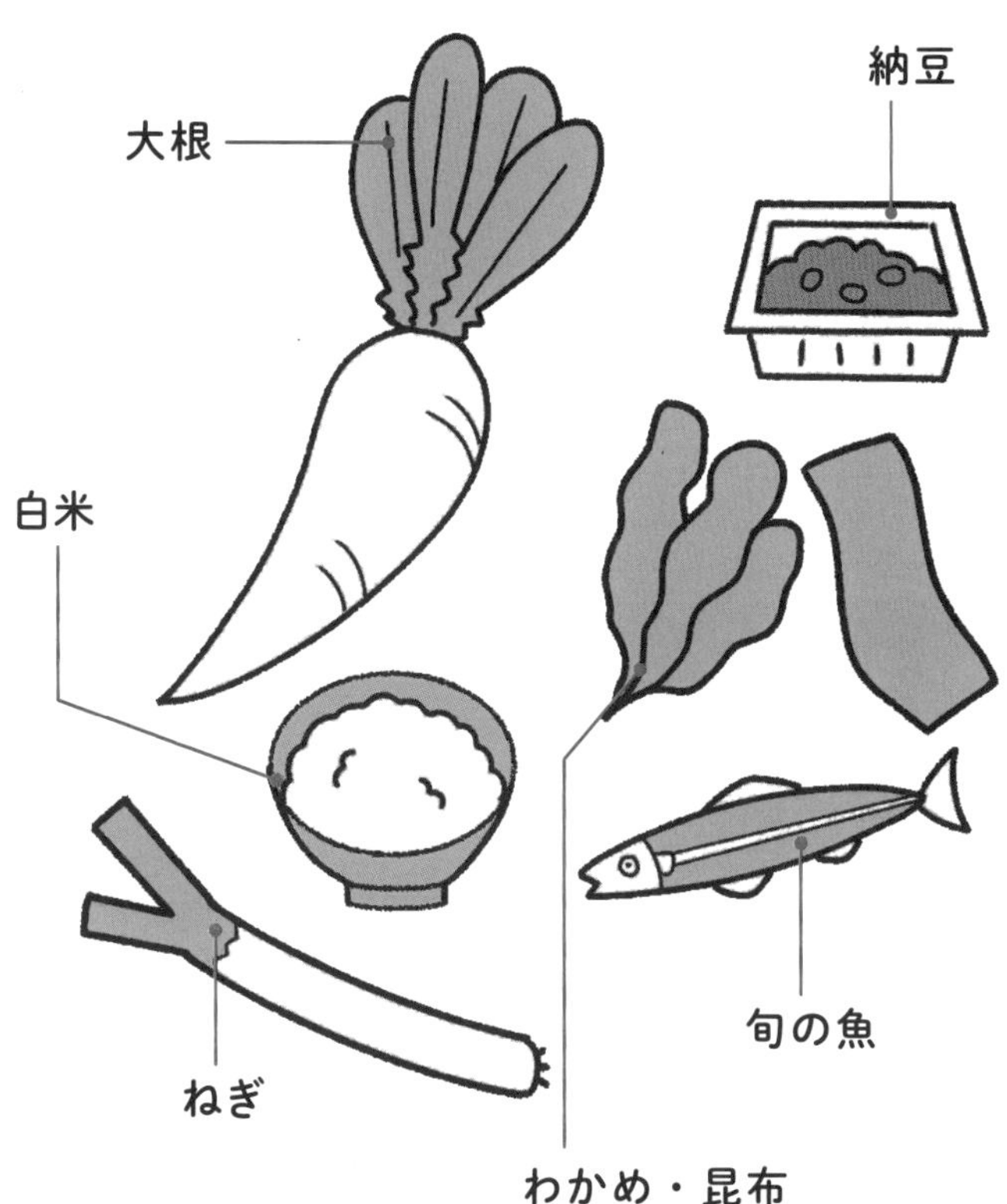

脂質の含有量が少なめな食材を選ぶことで、
すい臓の負担を軽減!

血圧をコントロールして、すい臓を大切にする

血圧が高い状態が続くと……

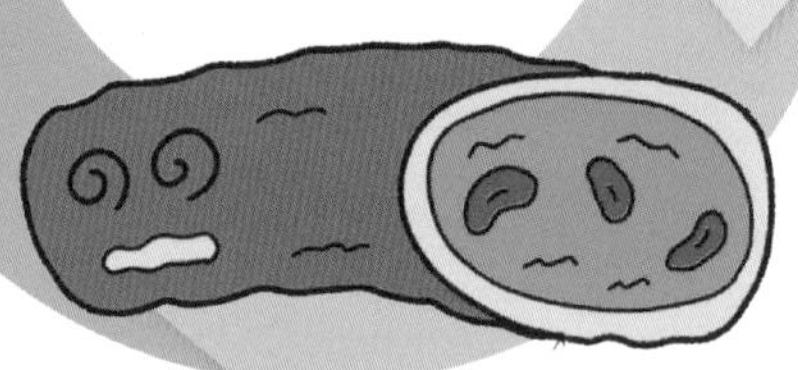

高血圧

血管がダメージを受ける

ダメージを受けた血管が修復

修復された血管が硬化

── 高血圧に効果的な朝食のプラス1品 ──

さばやいわしなどの青魚
バナナ
食物繊維を含む食材

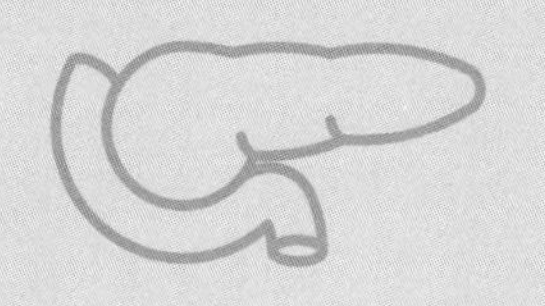

第5章

薬を使う必要がある糖尿病治療

薬ですい臓をサポートせよ!

第5章では、お薬の話を。糖尿病の治療ではさまざまな薬が使われますが、大切なのは自己判断ではなく、医師と相談のうえ、服用したり、服用をやめたりすること。詳しく説明していきます。

医療機関で糖尿病の治療を受けている患者さんのうち、多くの方が通院を自己中断してしまったり、薬を飲むのをやめてしまったりした経験があるという調査結果があります。「え、それは危険なんじゃないの!?」「そんなことってあるの!?」という声が聞こえてきそうですが、これには次のような原因があるといわれています。

・糖尿病という病気自体に「自覚症状」が少ない
・血糖値が改善したので飲みたくない
・血糖値が下がり過ぎてしまうのが怖い（フラフラしたりする）
・高齢である
・通院が面倒になってしまう
・治療継続の意義が感じられない

もっとも多い理由は、「血糖値の高さを指摘されて薬を飲み始めたものの、体調がよくなったから『やっぱり糖尿病の治療なんて必要ないじゃ～ん』といって、通院を中断してしまう」というもの。これは、そもそも糖尿病という病気が、「血液中の糖が多い状態が慢性的に続いてしまった結果、動脈硬化を引き起こし、合併症によって、さまざまな症状に悩んでしまう」という性質の病気であるため。つまり、ほかの病気と比べて、自覚症状が乏しいんです。患者さん自身が、治療や内服の意義を感じられず、面倒になってしまうのですよね。お気持ちはよーくわかります。

しかし、血糖値は血液中に含まれる糖ですので、外からパッと見ただけではわからず、自覚できる症状もほとんどありません。血液検査をしてみないとわからないものなのです。ですので、症状があるかどうかにかかわらず、高血糖が続いている場合には、気づかぬ間に自分の身体のなかで徐々にダメージがたまってしまっているおそれがあります。正直、面倒かもしれませんが、定期的に血液検査をするためにも、自分の血糖値に合わせた糖尿病薬を処方してもらうためにも、通院する必要があります。

忘れないでください。高血糖や低血糖は、命に関わります……。

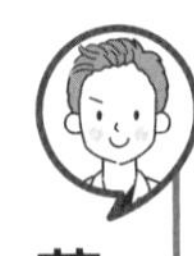

薬や治療を自己中断するということ

糖尿病の薬に限らず、医師に処方された薬にはいろいろな注意点があります。継続するのも、中止するのも、処方した医師と相談する必要があります。医師に処方されている薬の多くは、いい意味でも悪い意味でも効果が強く、そのぶん副作用も強く出てしまう危険性があるからです。**薬を自己中断するということは、とても大きな危険が伴うこと**を、ぜひ知っておいてください。

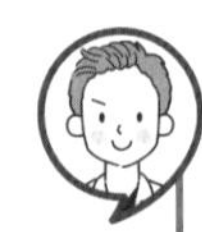

薬を使うメリットとデメリット

すい臓をサポートする糖尿病治療薬に関するメリットとデメリットについて、解説していきます。

メリット

●血糖値のコントロール

血液検査の結果をもとに薬を使用することで、血糖値を効果的にコントロールできます。高血糖のリスクが減り、合併症の発症リスクも低くなります。

●すい臓の休息

血糖値のコントロールを行う、唯一のホルモンはインスリンです。血糖コントロールをしっかり行うことで急激なインスリン分泌を防ぎ、すい臓にかかる負担を軽減。これによって、すい臓の機能を保ち続けることができるのです。

●インスリン感受性アップ

薬の中には、細胞のインスリン感受性をアップさせる効果があるものもあります。インスリンの働きが最適化され、余分なインスリンを分泌しなくても血糖値のコントロールを行えるのです。

デメリット

●副作用

薬は、体にとって天使にも悪魔にもなります。悪魔の側面が副作用です。副作用には吐き気、下痢、便秘、皮膚反応などがあり、中でも、血糖値が下がり過ぎてしまう低血糖症状は、命に関わる重大な副作用のため、対処法を知っておく必要があります。

※低血糖症状の兆候と対処法

低血糖症状（低血糖、またはシックデイ）は、血糖値が異常に低くなるときに現れる症状です。糖尿病の治療中にインスリンや降糖薬を使用する場合、低血糖のリスクがあります。

○低血糖症状の兆候

1. 頭痛や頭がぼんやりする
2. ふらつきを感じる
3. とくに暑くもないのに汗が増加し、汗が冷たくなる

4. 手や足が震える
5. 心臓が速く打つことがあり、動悸を感じる
6. 理由もなく、不安や焦燥感がある
7. 突然、非常に強い空腹を感じる
8. 集中力が低下し、意識が朦朧とする
9. 疲れていないのに、倦怠感がある
10. 視界がぼやける

○低血糖症状の対処法

1. 低血糖症状が現れたら、運転や危険な作業を中止し、座ったり横になったりできる安全な場所に移動する
2. 低血糖症状を感じたら、即座に飴かジュース（糖分）を摂る
3. 飴かジュースで少し落ち着いたら、炭水化物（例：パン、クラッカー、ご飯など）を食べて、低血糖の再発を予防する

●**薬への耐性**

一部の治療薬は、長期間の使用により、効果が低下することがあります。また、薬物耐性の問題も発生する可能性があります。

●**医療費**

通院費や薬代などの医療費が継続的にかかります。糖尿病の治療薬は高価なものもあり、負担を感じる人も多くいます。

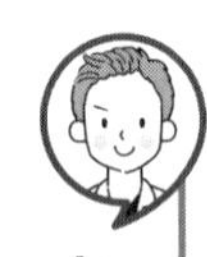

すい臓をサポートする、代表的な5つの糖尿病治療薬

①スルホニル尿素薬（SU薬）

SU剤はすい臓のβ細胞に作用し、インスリンの分泌を増加させます。これにより、血糖値を下げる効果があります。SU薬は食事摂取後の血糖値の上昇を抑制し、インスリンの働きをサポートします。SU薬は2型糖尿病の治療に使用されます。幼少期

から発症する自己免疫性の糖尿病（1型糖尿病）には適していません。

②速効型インスリン分泌促進薬（グリニド薬）

グリニド薬は、食事直前に服用します。すい臓のβ細胞に刺激を与えることで、急速なインスリン分泌を促進します。これにより、食事の糖を素早く処理し、血糖値の急激な上昇を抑える効果があります。つまり、食事時の血糖値スパイクを防ぐのが主な役割です。このタイプの薬は、とくに食事のタイミングに合わせてインスリンの効果を強める必要がある場合に使われます。

※血糖値スパイクとは

血糖値スパイク（Blood Sugar Spike）は、食事や特定の要因によって急激に血糖値が上昇する症状です。とくに、食後数時間内に血糖値が急上昇することを指しています。急激な血糖値の上昇は、合併症を引き起こすリスクを上げるため、いかにスパイクを起こさずに血糖値コントロールをしていくかが重要ポイントです。

③DPP-4阻害薬

DPP-4とは、血糖値調節に関わる重要なホルモンであるグルカゴン様ペプチド-1（GLP-1）とグルコース依存性インスリン分泌刺激ポリペプチド（GIP）の分解を担当する酵素です。ちなみにGLP-1は腸から分泌されるホルモンで、すい臓に信号を送る役割があります。

DPP-4阻害薬は、DPP-4の活性を抑制することで、GLP-1とGIPの分解を遅らせ、血糖値のコントロールを改善します。これにより必要以上にすい臓を酷使することなく血糖値コントロールをすることができます。DPP-4阻害薬は、他の糖尿病薬と併用することができることがポイントです。多くの糖尿病治療薬を一緒に飲むことに制限が多いため、1つの薬で効果が不十分な場合などに追加されたりします。

④GLP-1受容体作動薬

GLP-1受容体作動薬は、血糖値調節に関わる重要なホルモンであるグルカゴン様ペプチド-1（GLP-1）と同様の働きをする薬です。GLP-1は、食事摂取後にすい臓から分泌されます。このホルモンは、食事の糖分や栄養素の吸収を監視し、すい臓にインスリンの分泌を増加させる信号を送ることで、血糖値のコントロールを調節します。この働きにより、すい臓に過度な負担をかけることなく食事後の血糖値上昇を抑えます。ＧＬＰ-１受容体作動薬は、ＧＬＰ-１がくっついて作用する受容体と呼ばれる部分に結合して同様の効果を引き起こし、血糖値のコントロールを改善するのです。

※こんな広告に要注意?! 糖尿病治療薬を使ったダイエット

ＧＬＰ-１はインスリン分泌を促す働きをします。じつは、このＧＬＰ-１の分泌量が多いと食欲が抑えられたり、脂肪が分解されやすくなったりするため、太りにくく痩せやすくなります。この作用を使って、ダイエット治療をする「医療ダイエット」というものが、巷で流行っています。電車の中吊り広告やインターネット上の広告でも「打つだけで痩せる!ダイエット注射」などとうたうものが増えています。医療において肥満治療に使用されるケースもありますが、あくまで使われているのは糖尿病を治療するための薬。信頼できる医師の指示のもとで正しく使い、決して乱用しないようにしてください。

⑤チアゾリジン薬

インスリンの効きを改善し、筋肉や脂肪細胞で糖を取り込み、糖利用の改善や肝臓での糖放出を抑えることで血糖値を改善する薬です。糖の過剰な取り込みで脂肪細胞が肥大化するとインスリンの働きを悪くする物質を出すようになります。また、脂肪細胞が肥大化すると、血中のブドウ糖が取り込めなくなり、血糖値が上がってしまいます。

この薬は、肥大化した脂肪細胞を小さくして、インスリンの働きを悪くする物質の放出を抑え、ブドウ糖を取り込みやすくすることで、すい臓の過度な活動を抑えます。肝臓では、糖産生と呼ばれる糖を作る役割や、糖の取り込みなどの働きが行われています。糖産生を抑えたり、糖の取り込みを亢進(こうしん)したりすることにより、血糖が下がりやすくなります。

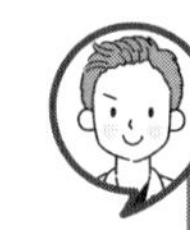

2型糖尿病の薬は減らしたり、中止できたりする可能性がある

このように糖尿病薬にはさまざまな種類がありますが、副作用というデメリットが、血糖値を下げるというメリットを超えてしまう可能性があります。そういった場合には、2型糖尿病の薬は減薬、もしくは中止する必要があります。

糖尿病にもっとも関係あるホルモンは、「インスリン」ですね。くり返しになりますが、このホルモンには血糖値を下げる効果があり、すい臓から分泌されます。わかりやすいように言い換えると、「食後に血糖値が上がるので、血糖値が上がり過ぎないようにしてくれるホルモン」です。しかし、2型糖尿病になりますと、すい臓から分泌されるインスリンの量が減ってしまったり、インスリンがきちんと働かなくなってしまったりして、血液中の糖が増えてしまいます。その結果、高血糖という状態になって、意識障害につながってしまったりします。最悪の場合、命にかかわることもある、これが2型糖尿病の「病態生理」です。

2型糖尿病の薬の多くは、インスリンの量を増やしたり、インスリンを受け止める側の感受性を高めたりするものです。前述の通り、すい臓を刺激してインスリンの量を増やしたり、インスリンの効きをよくしたり、インスリン自体を補ったりなど、さまざまな種類があります。

これまで何度もお話ししてきたように、これらの2型糖尿病の薬はメリットよりもデメリットが大きい場合には、当然、減薬もしくは中止できる可能性があります。

例えば高齢者の2型糖尿病の場合、薬は必要なのか考えてみましょう。そもそも、高齢者の多くのケースでは、食事を食べ過ぎてしまって血糖値が上がり過ぎてしまう、という問題は多くないように感じます。むしろ、厳格なコントロールを求めるあまり、薬によって血糖値を下げ過ぎたことで低血糖になり、冷や汗や震え、失神などの症状につながってしまったり、ときには致命的になってしまうことさえあります。

つまり、高齢者の2型糖尿病の場合、薬を減薬できる可能性があるどころか、メリットとデメリットのバランスを考えた場合に、薬の中止を積極的に行わなければならないケースもある、ということ。高齢者に血糖値の厳格コントロールは危険なのです。

もう一つお話ししたいことがあります。糖尿病薬を減薬、もしくは中止できる可能性を高めるもっともいい方法は、「生活習慣の見直し」です。血糖値が高くなってしまう理由には、食事と運動が大きく関係しています。この食事と運動を適切に行うことで、すい臓の負担を減らしてあげたり、インスリンを効きやすくしたりすることが可能です。

具体的には、ごはんや麺類、お菓子、甘い果物の量を適正にしたり、野菜から食べるようにしたり、かかりつけ医に指示された定期的な運動をしたりするなどがあります。生活環境によっては、取り入れにくいものもありますが、1つずつ挑戦してもらいたいなと思います。そうすることによって、薬を使わず、副作用やアレルギーというデメリットもなく、薬と同じ効果が得られます。

くり返しの注意点ですが、**糖尿病薬を含めどんな薬であっても、自己判断での減薬・中止は大変危険**です。必ず、かかりつけの医師と相談するようにしてくださいね。

おわりに

この本をお手に取っていただき、本当にありがとうございます。医学の知識は誰にとっても大切なもののはずですが、医学部を含む医療系の大学に進学しなければ学ぶことはできず、それに加え、実際に医療従事者になって仕事をしなければ生きた知恵にもならない、とても難しい学問です。

私はたしかに内科医ですが、医学教育を専門として仕事をしています。医学教育というのは、元々医療従事者の卵たちを育てる学問として発達しましたが、インターネットが発達して、私が一般の方向けに医学の知識を発信するようになり、少し医学教育の意味するところが変わってきたのではないかなと思います。

話は変わりますが、私の会社の大切な仲間に、糖尿病の治療をしているものがいます。さすがに名前は言わないでくれと言われたので、名前は伏せようかなと思いますが……。岡本さんはちょっと言葉遣いや口調は厳しいときもあります。本当に努力家で、仲間思いで、一生懸命、医学部の生徒の将来のため、そして、一緒に働く仲間のためになんでもします。

ただ、一度だけ私と口論になったことがあります。今でも絶対に忘れられないのが、「糖尿病はもう治らないものだとあきらめているんです」という言葉。私はそれを聞いて、本当に心から悲しくて、悲しくて吐きそうになりました。「なんで、なんでこんなに人のことを大切にできる人が、自分のことを大切にしないんだ」という悔しさだとわかったのは少しあとのことでした。

糖尿病と診断されたり、糖尿病予備軍だと告げられたり、健康診断で血糖値やＨｂＡ１ｃが引っかかると、絶望的な気持ちになると思います。何度も何度も治療に失敗したり、ダイエットに失敗してリバウンドしたりしてしまうと、どんどん自信を失ってしまうこともあると思います。その上、周囲の理解が得られない場合には、孤独感や虚無感が襲ってくることもあると思います。

でも、それでも絶対にあきらめてはいけないんです。あきらめたら、そこからどんどん悪くなってしまうんです。本書をお読みいただいた方は、すでにわかっていただいていると思うんですが、糖尿病の本当の問題は、普段の血糖値がコントロールできていないことによって発症する、数々の合併症なんです。ですので、極論をいえば、糖尿病と診断されたかどうかは関係ないんです。

糖尿病なんていう名前自体が自尊心を削ってしまいますし、糖尿病に対する間違った知識による偏見、例えば「糖尿病はだらしない人がなるんでしょ？」というような言葉のせいで、自信を失ってしまったり、治療をあきらめたり、放置したりしてしまうようなことがあってはいけないんです。

この本が、どうか、どうか、岡本さんの自信につながりますように。読者の方にとって、糖尿病や血糖値と正面から向き合う武器となりますように。たくさんの方が、自信を取り戻して、たくさんの方がずっと笑顔で幸せな毎日を送れますように——。

ユーチューブのドクターハッシーチャンネルを超えて、いつもいつも心から応援してくれるファンのハシラーと、ヘルスケアアカデミーのアカデミー生の仲間たち、医学生道場で最高の医師を目指して勉強している可愛い可愛い医学生たち（薬だけを処方するような医者になるなよ、絶対に許さんぞ）、そして、この本の執筆に多大なる協力をいただいた、薬剤師さんでもあり株式会社FUNmacyの代表でもある小嶋夕希子社長、この本の執筆をご提案くださったうえ、無理なスケジュールやお願いにもお応えくださいました、主婦と生活社の鶴町かおり様、私の好き放題を常に許してくれるリーフェグループの大切な仲間たち（岡本さんもね）、一生懸命育ててくれた母上（こまめに水分とるんだぞ）、大好きな可愛い婆ちゃん（長生きしてね）、そして「医者以外のことはするな」と口うるさかったけど、最期は「自分の正義を貫け」と背中を押してくれた天国の爺ちゃんへ。

心より感謝を込めて。

内科医　橋本将吉（ハシモトマサヨシ／ドクターハッシー）

著者　橋本将吉［ハシモトマサヨシ］

東京むさしのクリニック院長(内科·総合診療医)/株式会社リーフェ代表取締役。1986年生まれ。杏林大学医学部医学科卒。大学在学中の2011年に株式会社リーフェを設立。医療の明るい未来のために医学生の教育が重要であるとの信念の元「医学生道場」という医学生に特化した個別指導塾を立ち上げる。現役医師によるマンツーマン指導の学習カリキュラムが好評で、現在では都内に4か所、関西に2か所の校舎を構え、現在も将来の患者さんの笑顔を増やすべく、医学教育に注力している。一方、現役の内科·総合診療医として訪問診療を行っている。最近はさらに、内科外来における患者さんとの交流から、健康リテラシーの底上げの重要性を痛感し、自らYouTuberとして病気や症状の原因や治療法、健康法やダイエット法などの情報を発信し、一般の方に向けた医学教育を行っている。

すい臓を整えれば
血糖値は下がる!

著　者 ――― 橋本将吉
編集人 ――― 栃丸秀俊
発行人 ――― 倉次辰男
発行所 ――― 株式会社主婦と生活社
〒104-8357　東京都中央区京橋3-5-7
編集部　03-5579-9611
販売部　03-3563-5121
生産部　03-3563-5125
https://www.shufu.co.jp
製版所 ――― 株式会社公栄社
印刷所 ――― 大日本印刷株式会社
製本所 ――― 小泉製本株式会社

ISBN978-4-391-16098-7

万一、乱丁、落丁がありました場合はお買い上げになった書店か
小社生産部へお申し出ください。